乳腺癌
多模态影像学
病例精粹

主编　吕淑懿　张　威

ZHEJIANG UNIVERSITY PRESS
浙江大学出版社
·杭州·

图书在版编目（CIP）数据

乳腺癌多模态影像学病例精粹 / 吕淑懿，张威主编.
杭州 ： 浙江大学出版社，2025. 7. -- ISBN 978-7-308
-26182-1

Ⅰ. R737.9

中国国家版本馆 CIP 数据核字第 20253S4S65 号

乳腺癌多模态影像学病例精粹

吕淑懿　张　威　主编

策划编辑	张　鸽
责任编辑	张　鸽（zgzup@zju.edu.cn）
责任校对	季　峥
封面设计	黄晓意
出版发行	浙江大学出版社
	（杭州市天目山路 148 号　邮政编码 310007）
	（网址：http://www.zjupress.com）
排　　版	杭州立飞图文制作有限公司
印　　刷	浙江省邮电印刷股份有限公司
开　　本	787mm×1092mm　1/16
印　　张	13
字　　数	218 千
版 印 次	2025 年 7 月第 1 版　2025 年 7 月第 1 次印刷
书　　号	ISBN 978-7-308-26182-1
定　　价	188.00 元

≪≪≪ 主编简介 ≫≫≫

吕淑懿

　　副主任医师，宁波市第二医院，介入治疗科。从事超声诊断及介入治疗工作十多年，擅长乳腺疾病和肌肉骨骼疾病的超声诊断及介入治疗。浙江省医师协会超声医学分会青年委员，浙江省数理医学学会精准超声介入与智能诊断专业委员会肌骨与疼痛介入学组委员，宁波市医学会超声医学分会青年委员。获国家实用新型专利2项，主持及参与市厅级科研项目6项，参编著作3部，以第一作者及通讯作者发表核心期刊及SCI论文十余篇。

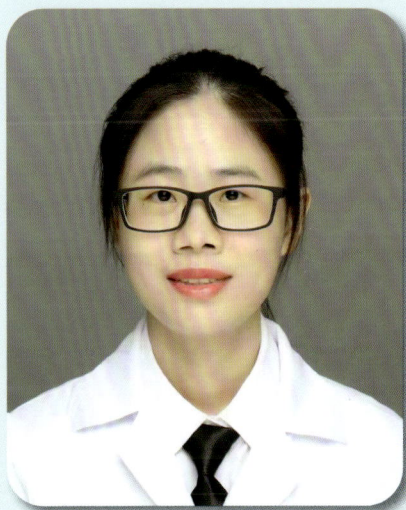

张　威

　　副主任医师，宁波市第二医院，乳腺外科。从事乳腺外科临床工作十多年，擅长乳腺恶性肿瘤的诊断、手术及个体化综合治疗等。浙江省抗癌协会乳腺癌专业委员会青年委员，宁波市医学会乳腺疾病分会秘书、青年委员。获国家实用新型专利1项，参与市厅级科研项目3项，参编著作3部，以第一作者及通讯作者发表核心期刊及SCI论文十余篇。

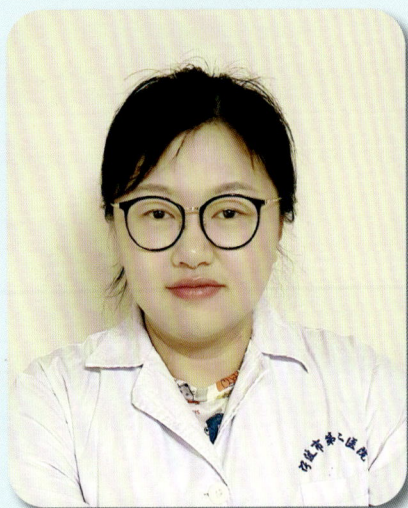

《乳腺癌多模态影像学病例精粹》

编 委 会

名誉主编：

李旭军　　宁波市第二医院

张　燕　　宁波市第二医院

主　　编：

吕淑懿　　宁波市第二医院

张　威　　宁波市第二医院

副 主 编：

章美武　　宁波市第二医院

史生鸿　　宁波市第二医院

郑寅峰　　宁波市第二医院

编　　委（按姓名笔画排序）：

史生鸿　　宁波市第二医院

史佳培　　宁波市第二医院

邢孔婷　　宁波市镇海龙赛医院

吕淑懿　　宁波市第二医院

庄鲁辉　　宁波市第二医院

许伶俐　　宁波市镇海龙赛医院

李昕琳　　宁波市第二医院

杨　柳　　宁波市第二医院

张　威　　宁波市第二医院

张柏松　　宁波市第二医院

陈丹丹　　宁波市镇海龙赛医院

陈丹翔　　宁波市第二医院

郑寅峰　　宁波市第二医院

高立博　　宁波市第二医院

黄　蓉　　宁波市临床病理诊断中心

章美武　　宁波市第二医院

葛启栋　　宁波市第二医院

裘玉琴　　宁波市第二医院

戴露瑶　　宁波市第二医院

前　言 ▶▶▶

　　乳腺癌是女性常见的恶性肿瘤之一，严重威胁着广大女性的身体健康和心理健康。根据世界卫生组织全球癌症观察站最新报道，乳腺癌的发病率已超过肺癌，成为全球最常见的癌症。并且乳腺癌的发病趋于年轻化，有研究报道，7%～10%的乳腺癌患者诊断年龄＜40岁，在年轻乳腺癌患者，更易诊断出侵袭性强的乳腺癌类型。

　　早期发现是提高乳腺癌患者生存率的关键。乳腺癌的早期诊断在很大程度上依赖于影像学和病理学检查。目前，乳腺检查最常用的方法有超声、X线和磁共振检查等。通过多种不同的影像学技术，可以全面评估乳腺肿块，提高早期诊断率，指导制定治疗方案，提高患者生活质量。

　　宁波市第二医院乳腺外科是宁波市首个乳腺专科病房，是宁波市医学会乳腺疾病分会主任委员单位，是集乳腺癌预防、诊治、教学、科研及康复于一体的综合临床学科，宁波市重点学科，专科开展超声或乳腺X线引导的乳房病灶负压辅助穿刺活检和微创切除手术，年手术量4000余台，开展各型乳腺癌根治性手术及重建手术，乳腺癌年手术量近800台。10多年来，宁波市第二医院介入治疗科的超声团队与乳腺外科紧密合作，对乳腺超声进行了系统、深入的研究，完成乳腺超声检查30万例次，超声引导下乳腺微创切除手术3万余台，积累了丰富的临床和科研资料。

　　在此基础上，我们组织临床医师和影像科医师携手宁波多家医院的专家共同撰写了《乳腺癌多模态影像学病例精粹》。本书共16章，涵盖常见类型乳腺癌和特殊类型乳腺癌的多模态影像学，并精选了大量典型病例，阐述超声、X线、MRI、PET/CT、病理图片等特点，且特别增加了超声动态扫查视频，读者可扫描二维码观看，获得乳腺肿块的完整图像。本书内容丰富、图文并茂，更贴近临床实际工作，特别适用于年轻的超声医师和基层超声医学工作者。

　　本书在编写过程中得到了诸多同仁的大力支持，特别是宁波市病理中心、宁波市第二医院放射科专家的支持和指导，在此一并表示衷心感谢。

　　由于本书所涉及的乳腺癌种类较多，加之编写时间仓促、编者水平有限，书中不足与疏漏之处恳请同仁不吝指正。

目　录　>>>

◆ 第一章

乳腺浸润性导管癌（非特殊型）

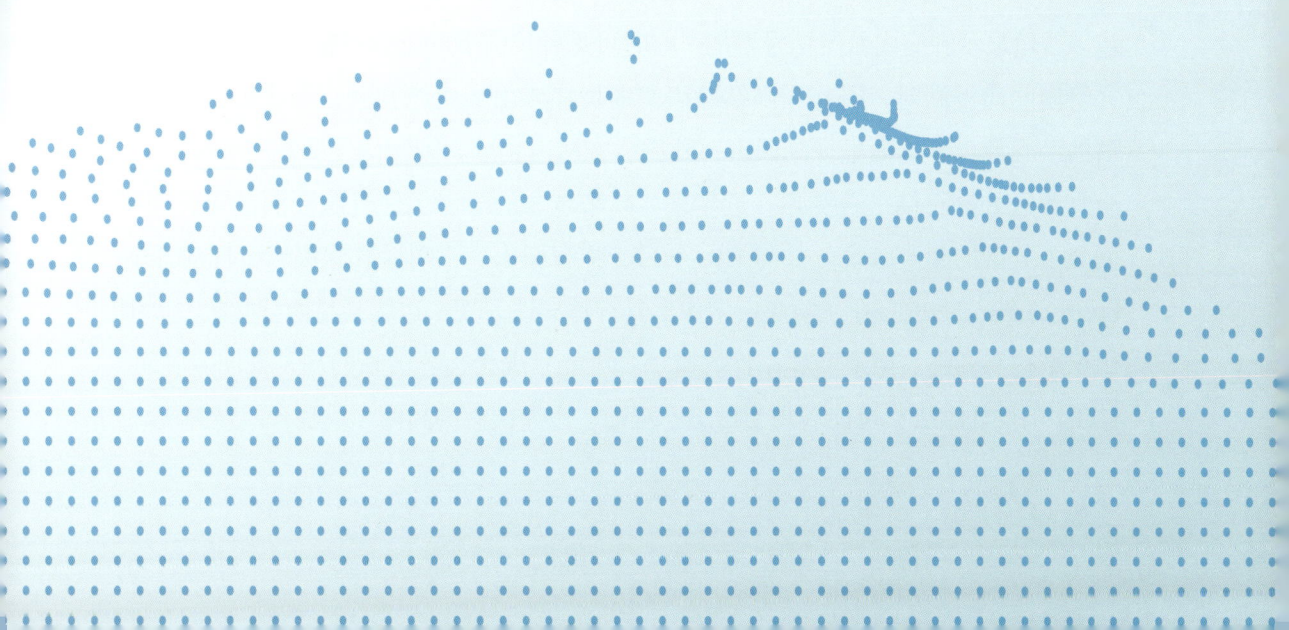

第一节 ▶ ∙∙∙

概　述

　　乳腺浸润性导管癌（invasive ductal carcinoma, IDC）是乳腺癌中最常见的病理类型，约占所有乳腺癌的 70% ～ 80%，其流行病学特征与乳腺癌总体一致。乳腺浸润性导管癌在 40 岁以下女性中少见，但在年轻女性与老年女性中的肿瘤分类比例相同。非特殊型浸润性导管癌通常表现为乳腺导管内癌变，癌细胞呈团块状或腺泡状生长，细胞间质较少，一般为中等至低分化，即癌细胞的成熟度较低。最常见的症状是乳房内可触及肿块或结节，通常无痛或轻度疼痛。晚期可出现乳头凹陷、皮肤红肿、皮肤溃疡等。随着医学影像学的飞速发展和乳腺癌防治工作的开展，越来越多的早期无症状乳腺癌被筛查出来，乳腺癌患者的生存率也明显提高。根据美国国家癌症研究所统计的数据，2012—2018 年，美国乳腺癌患者的 5 年生存率整体为 91%。在我国，乳腺癌患者的 5 年生存率已经达到 83.2%，基本达到发达国家的诊疗水平。

【乳腺超声检查】

　　乳腺浸润性导管癌典型的超声图像表现为低回声肿块，边界不清，无包膜，边缘呈锯齿状或蟹足状，内部伴有钙化点，若肿块较大、中心有液化性坏死，彩色多普勒显示肿瘤内血流信号增加。有时可见肿块周围的导管扩张。当癌细胞穿破导管向间质浸润时，引起周围结缔组织的炎症渗出或组织水肿，形成边界模糊不清的浸润混合带[1]而呈现高回声，肿块后方回声衰减。同时应注意观察肿瘤周围、腋窝及远处淋巴结是否受累。近年来，越来越多的学者关注乳腺浸润性导管癌不同分子分型的超声表现。如与 HR+/HER2 肿瘤相比，三阴性乳腺癌（triple negative breast cancer, TNBC）在灰阶超声图像上具有特异性表现：边缘易呈微分叶状，周围组织结构易紊乱。激素受体阳性乳腺癌：可能呈现为边界清晰的均匀低回声肿块。HER2 阳性乳腺癌：可能表现为形态不规则、边界模糊的高回声或混合回声肿块。

【乳腺 X 线检查】

乳腺浸润性导管癌常伴有微钙化，表现为乳腺组织内局部或弥漫性的微小钙化灶，呈细小点状、线状或斑点状分布。而 X 线对微小钙化极为敏感，其敏感性远超过超声检查[2]。在 X 线检查中，乳腺浸润性导管癌的肿块通常呈现密度增高，边缘可能不规则，有时可见毛刺状影。对于年龄较大的妇女，由于腺体萎缩、脂肪多，所以对比较好；而对于较年轻妇女，对比往往较差。X 线检查对肿瘤与周围腺体及脂肪组织的分辨较为困难，且受摄片范围的限制，对较深病灶的检查也较为困难，但超声没有这方面的限制。多种检查方法联合应用，有助于更准确地做出诊断，达到早诊早治的目的。

【乳腺 MRI 检查】

目前，乳腺 MRI 检查对一般风险人群乳腺癌筛查的价值仍缺乏证据支持。但是，针对乳腺癌高危人群，乳腺 MRI 检查的灵敏度较乳腺 X 线及联合超声检查更高[3]。乳腺 MRI 检查能准确判断病灶的数量、位置、大小，并能同时显示肿瘤与胸壁的关系、腋窝淋巴结转移情况等，为手术方案的制定提供更可靠的依据。

适应证：①乳腺 X 线和超声检查对病变检出或确诊困难者。②乳腺癌术前分期及筛查对侧乳腺肿瘤。③评价新辅助化疗的效果。④寻找腋窝淋巴结转移患者的原发灶。⑤乳腺癌术后鉴别手术后瘢痕与肿瘤复发。⑥评估肿块切除术后切缘阳性患者的残留病灶。⑦乳腺假体植入术后评价。⑧对高危人群的乳腺癌筛查。⑨引导乳腺病灶的定位及活检。

禁忌证：①体内有起搏器、外科金属夹等铁磁性物质及其他原因不得接近强磁场者。②对任何钆螯合物有过敏史者。③幽闭恐惧症者。④妊娠期妇女。⑤一般情况很差，不能耐受 MRI 检查者。

乳腺 MRI 检查的缺点在于特异性中等，假阳性率高，对微小钙化性病变显示不满意，检查时间长，费用高，通常不作为首选检查方法。

【乳腺浸润性导管癌的治疗进展】

手术治疗是早期和中期乳腺癌最重要的治疗方式，并且可以结合化疗、放疗、内分泌治疗以及分子靶向治疗等进行综合治疗。目前，乳房单纯切除术、保乳手术和腋窝前哨淋巴结活检手术作为乳腺癌根治性手术方式，已经获得临床广泛认可，并根据术后病理结果，再决定下一步治疗方案。一般来说，对保乳患者需进行放疗，对淋巴结转移患者可考虑放疗，对淋巴结转移较多的患者需考虑放疗。对于一些晚期乳腺癌患者，可以先行新辅助化疗，等肿块缩小之后再行手术治疗。同时，要根据每名患者的情况实行个体化治疗。

【乳腺浸润性导管癌的预后】

乳腺癌的预后极其复杂，与多种基因表型及病情有关，判断预后的四个最重要的指标为病理学类型、组织学分级、病理分期和分子分型。目前，我国乳腺癌患者的 5 年生存率已达 83.2%，比过去 10 年提高了 7.3%。早期发现、及时治疗和密切随访对于提高乳腺浸润性导管癌患者的生存率是至关重要的。通过乳腺癌术后规律复查，可以了解患者的生存状况、监测疾病复发转移情况，也可以监管术后并发症及辅助治疗的不良反应，指导患者健康的生活方式和心理状态。既往Meta 分析结果表明，规律的局部影像学检查有助于早期发现复发病灶，降低乳腺癌患者的病死率[4]。

第二节 ▶▶▶

乳腺浸润性导管癌病例分析

【左乳浸润性导管癌病例 1】

◆ 病情简述

视频 1　左乳浸润性导管癌病例 1

患者，女性，71 岁。扪及左乳肿块 1 个月，"核桃"大小，触诊肿物质硬，界限不清。

◆ 乳腺超声检查

左乳 12 点钟方向乳头旁见一不均质低回声，内见多发点状强回声，其旁见扩张导管，肿块周边和内部探及血流信号，弹性成像显示质地较硬（BI-RADS 4C 类，图 1-1-1）。

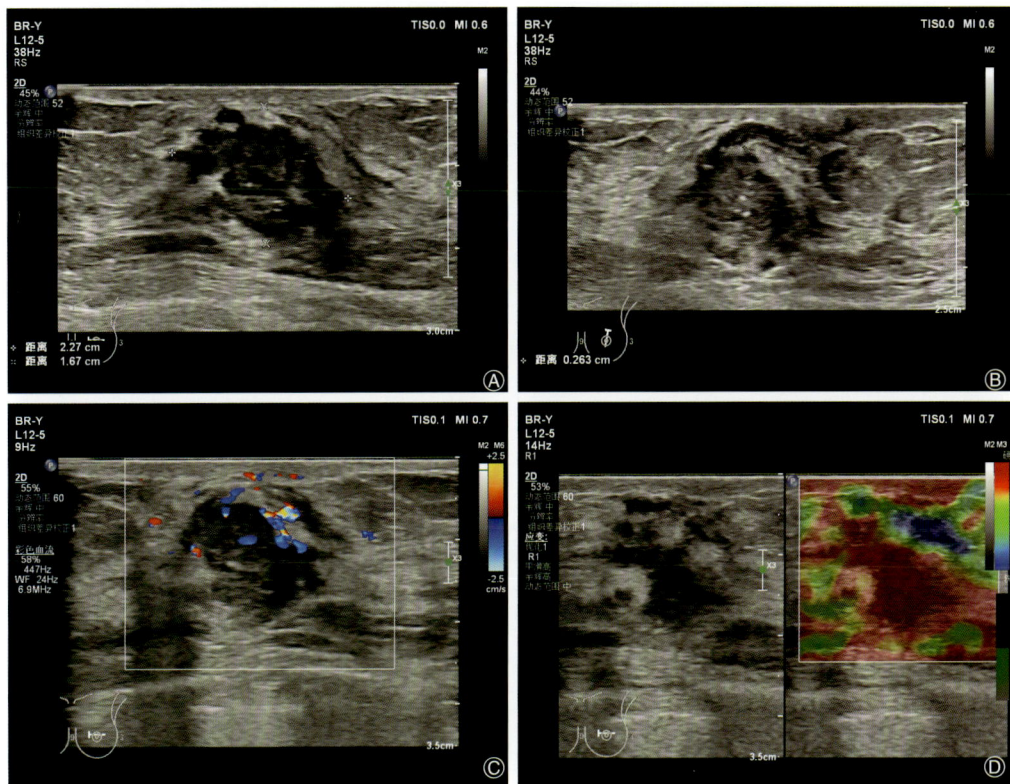

A. 左乳 12 点钟方向乳头旁见大小为 23mm×17mm×14mm 的不均质低回声，边界欠清，形态不规则，平行生长，内回声不均，局部回声极低；B. 肿块内可见多发点状强回声呈簇状分布，其旁可见扩张导管，径约 2.6mm，其内透声差，见低回声填充；C. 肿块周边和内部可见丰富、杂乱的血流信号；D. 肿块质地较硬，呈红色，且红色部分面积大于二维上肿块面积。

图 1-1-1　左乳浸润性导管癌超声图像

◆ 乳腺 X 线检查

左乳后中央区中部可见团片状高密度影，边界模糊，其内及周边可见细小多形性钙化（BI-RADS 4C 类，图 1-1-2）。

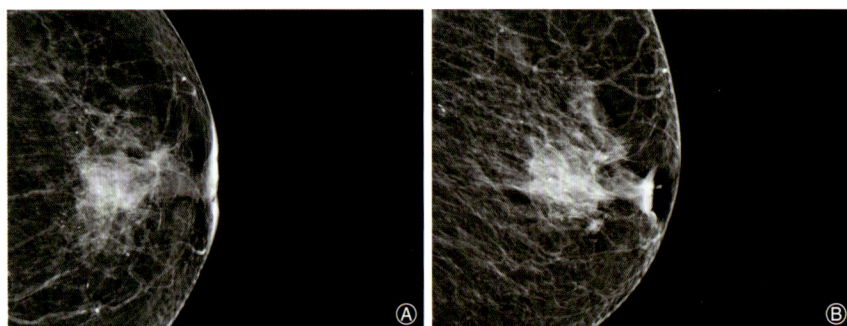

A. 左乳后中央区中部可见团片状高密度影，边界模糊，范围约 22mm×23mm×24mm，其内及周边可见细小多形性钙化；B. 肿块内及周边可见细小多形性钙化，呈线状、斑片状分布，左侧乳头凹陷。

图 1-1-2　左乳浸润性导管癌乳腺 X 线图像

◆ 乳腺 MRI 检查

左乳中央区不规则肿块影，边界欠清，边缘浅分叶，并见少许短毛刺，内部信号不均匀，弥散局部受限，增强后明显不均匀强化，时间信号强度曲线（time-signal intensity curve，TIC）为平台型（BI-RADS 4C 类，图 1-1-3）。

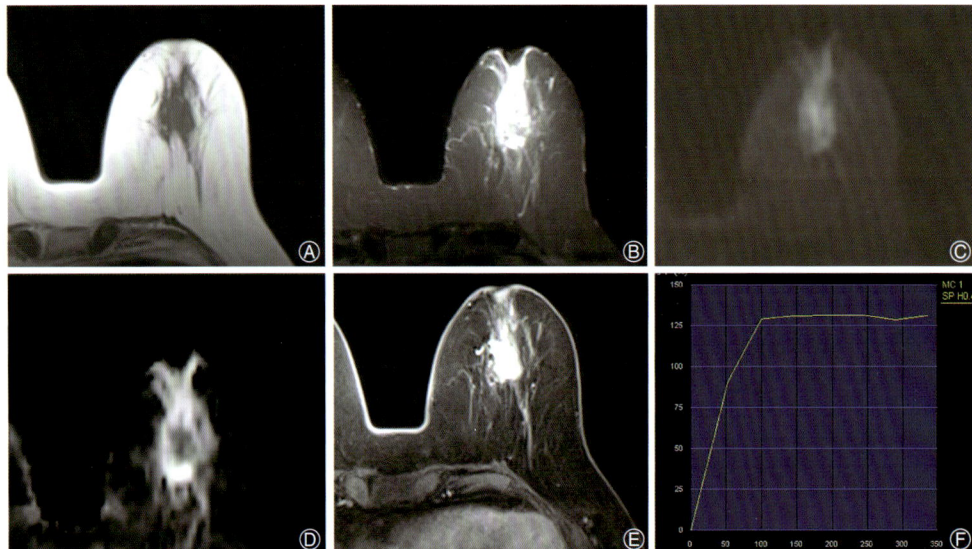

A. 左乳中央区不规则肿块影，边界欠清，边缘浅分叶，并见少许短毛刺，大小为 26mm×18mm×20mm，病灶 T1WI 序列呈等信号；B. 病灶 T2WI 序列呈高信号，内部信号不均匀，乳头内陷，导管稍增粗；C. 肿块 DWI 序列呈不均匀高信号；D. 肿块 ADC$_{map}$ 显示中央区低信号；E. 增强后病灶呈明显不均匀强化，左乳乳头内陷；F. 肿块的时间信号强度曲线为平台型。

图 1-1-3　左乳浸润性导管癌乳腺 MRI 图像

◆ 病理诊断

组织学类型：浸润性导管癌，伴高级别导管原位癌。组织学分级：Ⅲ级（图1-1-4）。

脉管内癌栓（－），神经侵犯（－）。淋巴结转移情况：左前哨淋巴结未见癌转移（0/2 颗）。ER（－），PR（－），HER2（3+），Ki-67（+60%）。

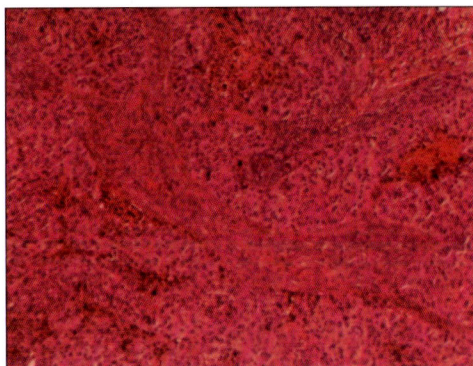

图1-1-4　左乳浸润性导管癌病理图像

◆ 病例解析

该老年患者左乳近乳头处可扪及肿块，超声图像较为典型，肿块不规则，边缘模糊，边界不清，内部微钙化，周边导管扩张，肿块内部血流杂乱，周围组织水肿及弹性成像，这些都支持乳腺癌的诊断。X 线图像上细小多形性的钙化、乳腺牵拉凹陷，也是典型的征象。MRI 冠状位图像更加清晰地显示了肿块的全貌，毛刺、导管增粗、乳头凹陷以及平台型的时间信号强度曲线，都是典型的恶性征象。三种检查方法给出了一致的 BI-RADS 分类。

【左乳浸润性导管癌病例 2】

视频2　左乳浸润性
导管癌病例2

◆ 病情简述

患者，女性，68 岁，扪及左乳肿块 1 个月，"小核桃"大小，触诊肿物质硬，界限不清。

◆ 乳腺超声检查

左乳 3 点钟方向见不规则低回声，后方回声衰减，肿块周边和内部探及血流信号，弹性成像显示质地较硬，同侧腋下可见肿大淋巴结（BI-RADS 5 类，图1-2-1）。

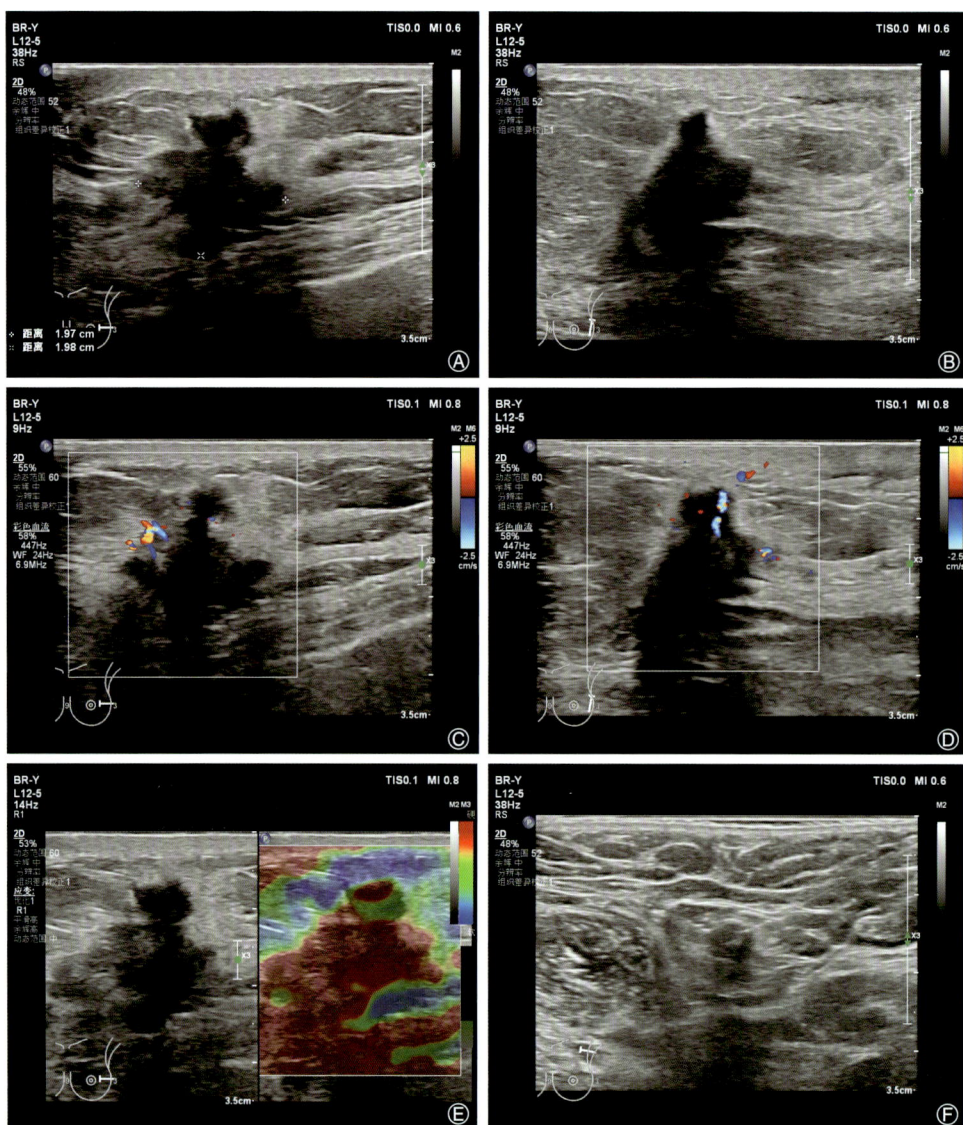

A、B. 左乳3点钟方向见大小为 20mm×20mm×16mm 的低回声，边界不清，形态不规则，非平行生长，可见成角及毛刺，周边见高回声晕，后方回声衰减；C、D. 肿块周边及内部可见血流信号；E. 肿块质地较硬，呈红色，几乎覆盖整个肿块；F. 同侧腋下可见淋巴门结构不清的淋巴结，在超声引导下行淋巴结细针穿刺，证实淋巴结转移。

图 1-2-1　左乳浸润性导管癌超声图像

◆ 乳腺 X 线检查

左乳中部偏外上象限见一稍高密度不规则肿块影，边缘浸润、星芒状，相邻皮肤增厚,乳头牵拉回缩凹陷。左侧腋下可见较高密度肿大淋巴结（BI-RADS 5 类，图 1-2-2）。

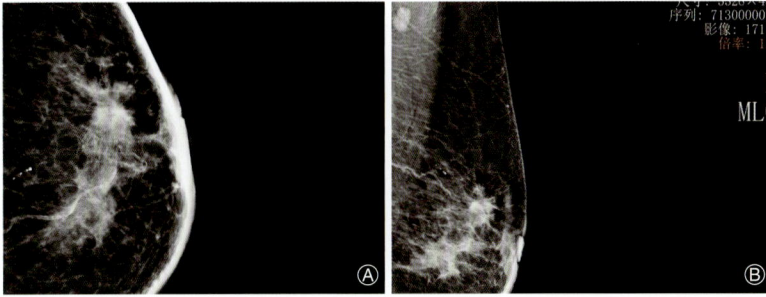

A. 左乳中部见一稍高密度不规则肿块影，边缘浸润、星芒状，边界不清并与周围腺体纠集，内部密度不均匀，范围约 24mm×20mm，相邻皮肤增厚；B. 肿块位于左乳中部偏外上象限，左侧乳头牵拉回缩凹陷，左侧腋下可见较高密度肿大淋巴结，大小为 12mm×9mm，边缘小毛刺样改变。

图 1-2-2　左乳浸润性导管癌乳腺 X 线图像

◆ 乳腺 MRI 检查

　　左乳中部偏外上象限（约 3 点钟方向）可见一团块状异常信号占位，形态不规则伴深分叶状，边缘浸润，弥散受限，增强后可见动脉期明显不均匀强化，左侧腋下可见肿大淋巴结（BI-RADS 5 类，图 1-2-3）。

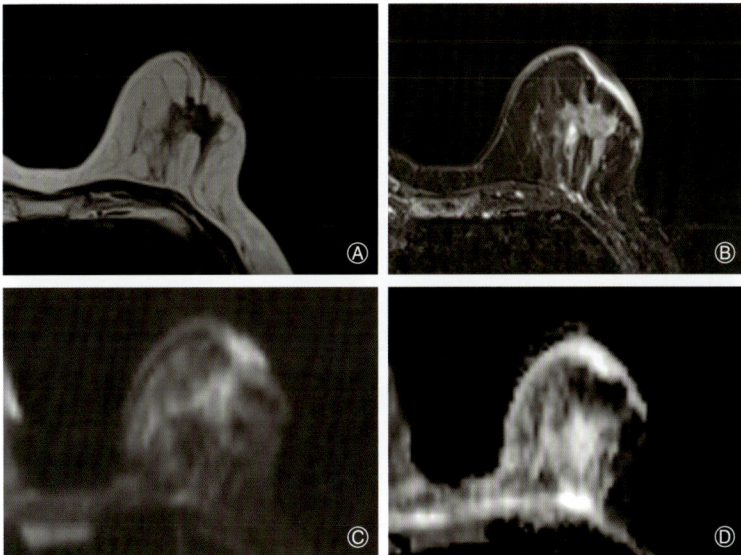

A. 左乳中部偏外上象限（约 3 点钟方向）可见一团块状异常信号占位，形态不规则伴深分叶状，边缘浸润，并与周围腺体纠集，大小为 17mm×27mm× 20mm，病灶 T1WI 序列呈等信号；B. 病灶 T2WI 序列呈稍高信号，内部信号不均匀，左乳皮肤增厚、乳头内陷；C. 肿块 DWI 序列呈不均匀高信号；D. 肿块 ADC$_{map}$ 显示局部低信号；E. 增强后病灶呈明显不均匀强化，左乳乳头内陷，周围血管增多；F. 左侧腋下可见肿大淋巴结，大小为 13mm×10mm，边缘浅分叶，增强后均匀强化。

图 1-2-3　左乳浸润性导管癌乳腺 MRI 图像

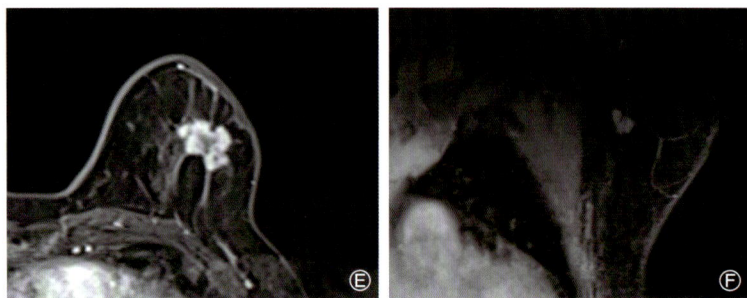

图 1-2-3（续）

◆ 病理诊断

组织学类型：浸润性导管癌。组织学分级：Ⅲ级（图 1-2-4）。

脉管内癌栓（－），神经侵犯（－）。淋巴结转移情况（转移数 / 淋巴结总数）：左前哨淋巴结见癌转移（1/3），左腋窝淋巴结（0/15）。ER（＋），PR（＋），HER2（2+），Ki-67（+10%）。

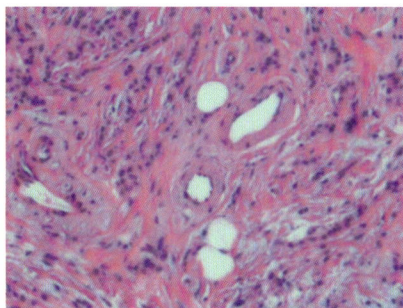

图 1-2-4　左乳浸润性导管癌病理图像

◆ 病例解析

这是一例非常典型的乳腺浸润性导管癌病例，超声、X 线、MRI 图像都如教科书般典型。超声图像显示的不规则肿块，边界不清，成角，毛刺，高回声晕，后方回声衰减，穿支血流，弹性成像质硬，这都是乳腺癌的超声表现；同时，腋窝淋巴结肿大也是重要的间接征象。乳腺 X 线图像显示肿块不规则，呈星芒状，腺体纠集，乳头牵拉凹陷，腋窝淋巴结肿大。MRI 图像也显示肿块不规则，边缘浸润，腺体纠集，局部皮肤增厚，乳头内陷，不均匀强化和同侧腋窝淋巴结肿大。三种影像学检查同时显示典型的恶性征象，给出了一致的 BI-RADS 5 类，可以作为教学病例供初学者学习。

【左乳浸润性导管癌病例 3】

◆ 病情简述

患者，女性，66 岁，扪及左乳肿块 2 个月，"小核桃"大小，

视频 3　左乳浸润性导管癌病例 3

触诊肿物质硬，界限不清。

◆ **乳腺超声检查**

左乳 3 点钟方向见一不均质低回声，内见点状强回声，肿块周边和内部探及血流信号，弹性成像显示质地较硬，同侧腋下可见肿大淋巴结（BI-RADS 5 类，图 1-3-1）。

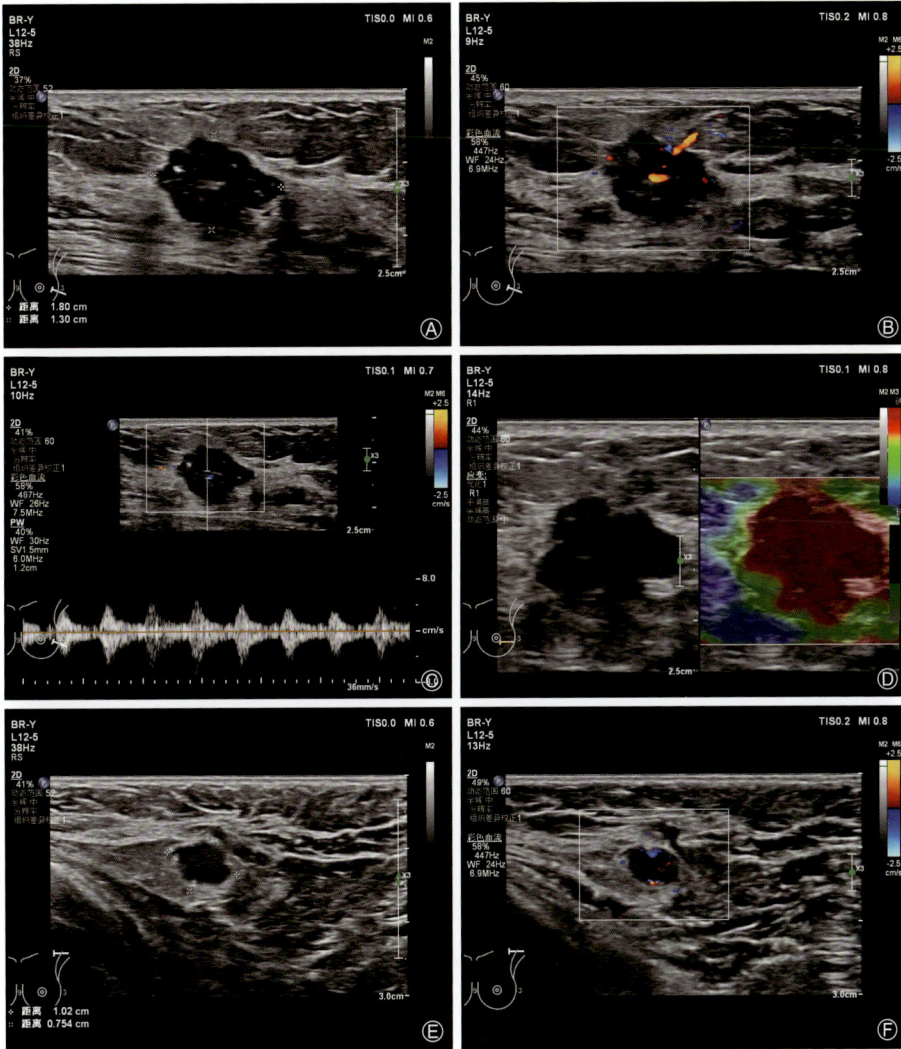

A. 左乳 3 点钟方向见乳头旁见大小为 18mm×13mm×13mm 的不均质低回声，边界尚清，边缘锐利，形态不规则，可见成角，内见多发点状强回声；B、C. 肿块内可见穿支血管，RI=0.79；D. 肿块质地较硬，呈红色，且红色部分面积大于二维上肿块面积；E、F. 同侧腋下可见淋巴结，淋巴门结构不清，内可见血流信号。

图 1-3-1 左乳浸润性导管癌超声图像

◆ 乳腺 X 线检查

左乳中央区偏外侧结节灶，边界模糊，局部略呈蟹足样改变，病灶内见多发细小钙化灶，左侧腋下可见稍大淋巴结（BI-RADS 4C 类，图 1-3-2）。

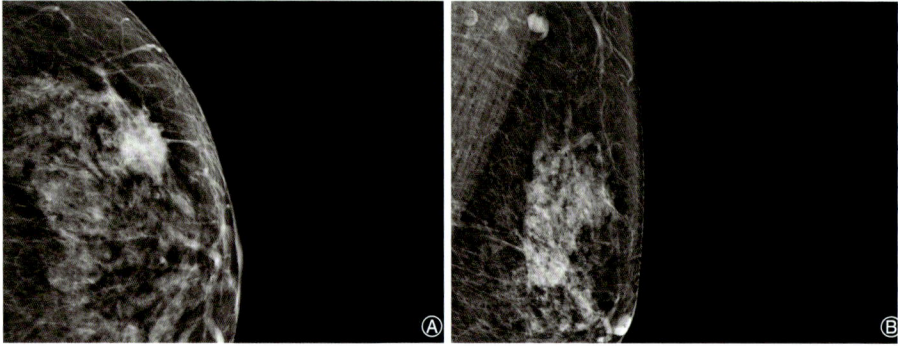

A. 左乳中央区偏外侧见一稍高密度结节灶，大小为 18mm ×14mm×16mm，边界模糊，局部略呈蟹足样改变，病灶内见多发细小、不定形钙化灶；B. 左侧腋下可见稍大淋巴结，短径约 10mm。

图 1-3-2　左乳浸润性导管癌乳腺 X 线图像

◆ 乳腺 MRI 检查

左乳 3 点钟方向见不规则结节影，边界不清，并见短毛刺，弥散受限，增强后早期明显强化，时间信号强度曲线为流出型，左侧腋下见稍大淋巴结影（BI-RADS 5 类，图 1-3-3）。

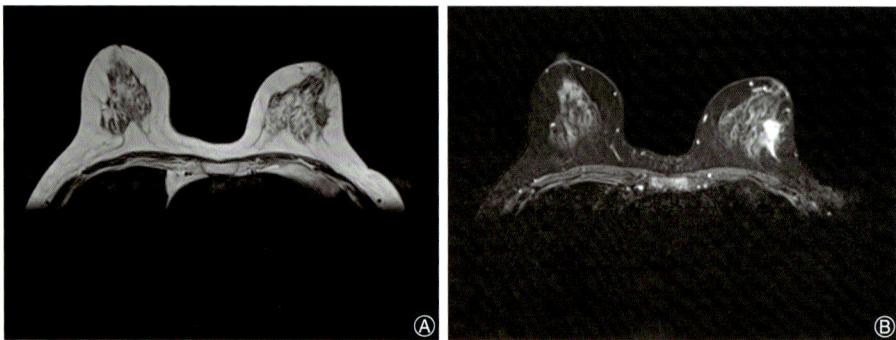

A. 左乳 3 点钟方向不规则结节影，边界不清，并见短毛刺，大小为 19mm×14mm，病灶 T_1WI 序列呈稍低信号；B. 病灶 T_2WI 序列呈高信号，内部信号不均匀；C. 结节 DWI 序列呈明显高信号；D. 结节 ADC_{map} 显示较低信号改变；E. 增强后病灶呈早期明显、不均匀强化；F. 病灶的时间信号强度曲线为流出型。

图 1-3-3　左乳浸润性导管癌乳腺 MRI 图像

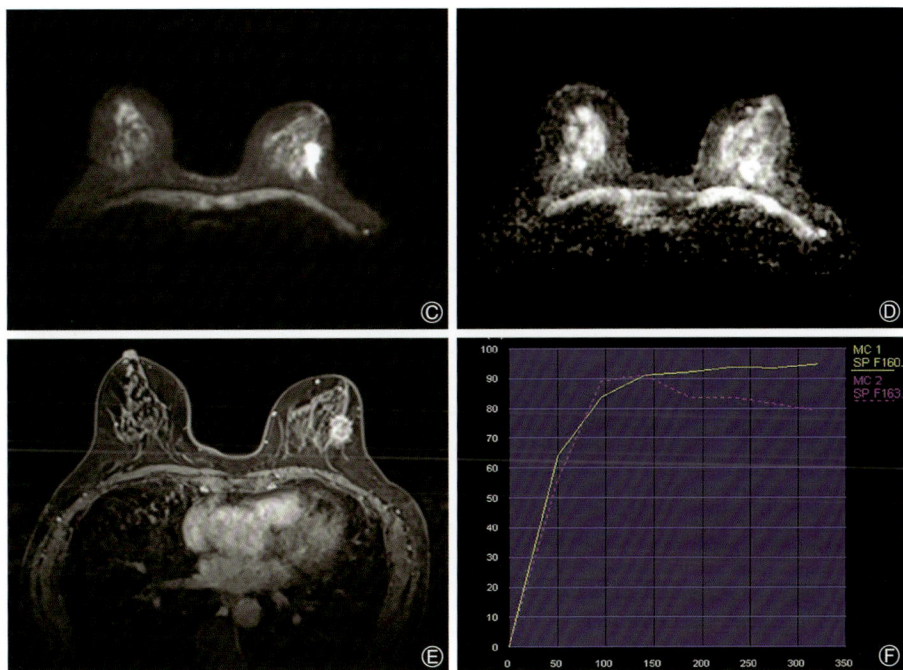

图 1-3-3（续）

◆ 病理诊断

组织学类型：浸润性导管癌。组织学分级：Ⅲ级（图1-3-4）。

脉管内瘤栓（＋），神经侵犯（－），淋巴结转移情况（转移数/淋巴结总数）：送检淋巴结癌转移（1/15），其中送检左前哨淋巴结（1/3），左侧腋窝淋巴结（0/12）。ER（＋95%强），PR（＋10%中），HER2（2+），Ki-67（＋50%）。

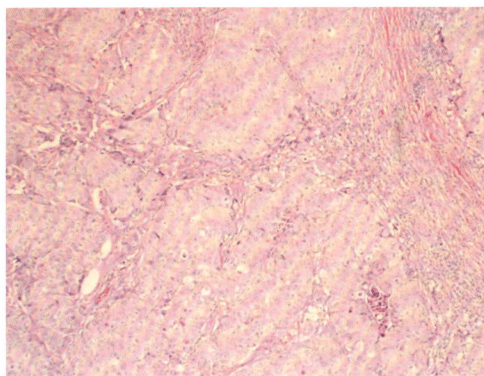

图 1-3-4　左乳浸润性导管癌病理图像

◆ 病例解析

这也是一例非常典型的乳腺浸润性导管癌病例，超声、X线和MRI检查均显示典型的恶性征象，并且对腋窝淋巴结的显示也非常准确，清扫的15颗淋巴结中只有1颗转移。目前，超声对于腋窝淋巴结是否转移的敏感性和特异性还有待提高，而越来越多的学者将人工智能与超声结合，应用于腋窝淋巴结的诊断，这在未来有望成为乳腺癌患者腋窝个性化管理的潜在工具。

参考文献

[1] Stavros AT, Thickman D, Rapp CL, et al. Solid breast nodules: use of sonography to distinguish between benign and malignant lesions[J]. Radiology, 1995, 196(1): 123−134.

[2] 柏树玲. 超声与钼靶 X 线对小乳腺癌的诊断价值研究 [J]. 齐齐哈尔医学院学报，2017（2）：67−69.

[3] Lord SJ, Lei W, Craft P, et al. A systematic review of the effectiveness of magnetic resonance imaging (MRI) as an addition to mammography and ultrasound in screening young women at high risk of breast cancer [J]. Eur J Cancer, 2007, 43 (13): 1905−1917.

[4] Lu WL, Jansen L, Post WJ, et al. Impact on survival of early detection of isolated breast recurrences after the primary treatment for breast cancer: a meta−analysis [J]. Breast Cancer Res Treat, 2009, 114 (3): 403−412.

伴髓样特征的乳腺癌

第一节 ▶▶

概　述

2019 年，《WHO 乳腺肿瘤组织学分类》(第 5 版) 提出将髓样癌、不典型性髓样癌、伴髓样特征的浸润性癌都归在浸润性癌下，统称为伴有髓样特征的浸润性癌[1]。伴髓样特征的乳腺癌(carcinoma with medullary features, CMF) 有其独有的组织学特点，肿瘤呈膨胀性生长，无包膜，癌巢周边常可见被推挤的纤维结缔组织，边界清晰，组织学级别高，细胞呈合体生长方式，肿瘤缺乏间质成分，常见坏死及淋巴细胞浸润。伴髓样特征的乳腺癌是一种罕见的乳腺癌，其发病率较低，发病年龄在 35 ～ 60 岁，肿瘤多界限清楚，质地柔软，临床表现及触诊与乳腺良性肿瘤类似，易发生误诊。

【乳腺超声检查】

伴髓样特征的乳腺癌有独特的病理学特性，超声表现也不同于一般类型的浸润性乳腺癌。其内含有大量弥漫性分布的肿瘤细胞成分，且呈膨胀性生长，故边界较清晰，很少出现毛刺征，形态尚规则或呈分叶状。肿瘤内部呈低回声或极低回声，当肿瘤较大时，其内可见较小的散在液性暗区，病灶有时可呈混合回声，是由肿瘤内部出血、坏死或囊性变所致的[2]。伴髓样特征的乳腺癌肿瘤成分较多，间质成分少，声阻抗差异小，声衰减少，声束透声好，后方回声可见增强。肿瘤内探及微钙化，对于诊断乳腺癌特别是导管来源乳腺癌有重大意义，但伴髓样特征的乳腺癌内极少见微钙化。此外，恶性肿瘤还有一个特征是内部含有大量新生血管，以此来供应其快速生长的需求，所以乳腺癌内多可探及丰富血流，伴髓样特征的乳腺癌也不例外，其内部血流信号丰富，多呈Ⅱ级或Ⅲ级血流信号[3]。

【乳腺 X 线检查】

伴髓样特征的乳腺癌 X 线检查表现为圆形、卵圆形或分叶状肿块，其中以圆形或卵圆形最多见。根据 X 线检查结果判断肿块良恶性的最关键之处就是明确病变的边缘情况。尽管伴髓样特征的乳腺癌病理表现为边界清，但其边缘在 X 线图像上却表现为浸润或微小分叶状，这可能与其无包膜且被淋巴细胞浸润有关。另外，伴髓样特征的乳腺癌缺乏间质成分，故 X 线检查多表现为高密度，且钙化亦少见，这与其内缺乏导管内成分有关[4]。临床上，对于 X 线检查表现不典型的乳腺癌，应时刻注意其他少见的乳腺癌，比如髓样癌、黏液癌等，要注意鉴别，防止误诊。

【乳腺 MRI 检查】

伴髓样特征的乳腺癌的 MRI 表现主要为圆形或卵圆形肿块，亦可呈分叶状，多见于体积较大的病灶，因其膨胀性生长及间质成分少，图像边界清晰，边缘较光滑，内部信号较均匀，部分肿瘤体积较大时局部可出现坏死或出血，导致内部回声不均[5]。T_1WI 呈低信号，T_2WI 呈高信号，动态增强早期表现为边缘明显强化，肿块内部呈渐进性强化，强化方式为由边缘向中心逐渐渗透，究其原因可能是伴髓样特征的乳腺癌内部血管生成较快，血流量大，故增强早期强化特征明显[6]。DWI 呈明显高信号，ADC 值减低，时间信号强度曲线多为平台型或流出型。

【伴髓样特征的乳腺癌的治疗进展】

对于伴髓样特征的乳腺癌，治疗方案一般以手术治疗为主，以放疗、化疗、内分泌治疗和靶向治疗为辅。有研究表明，手术方式的选择对伴髓样特征的乳腺癌患者的生存率无显著影响[7]，故在病情允许的情况下，选择保乳手术既美观也能提高患者的生活质量。目前，尚无针对伴髓样特征的乳腺癌的特有的治疗靶点或药物，但免疫组化显示大部分伴髓样特征的乳腺癌患者的 ER、PR、HER2 表达为阴性，即大部分为三阴性乳腺癌。三阴性乳腺癌分为免疫调节型、腔面雄激素受体型、间充质型、基底样型 1、基底样型 2 和间充质干细胞样型。其中，免疫调节型的肿瘤细胞内有大量淋巴细胞浸润，此亚型对免疫治疗更敏感。而伴髓样特征的乳腺癌的主要病理特征是组织缺乏间质成分伴大量淋巴细胞浸润。因此，对于伴髓样特征的乳腺癌患者，可以参照免疫调节型三阴性乳腺癌的免疫治疗方法进行治疗[8]。

【伴髓样特征的乳腺癌的预后】

伴髓样特征的乳腺癌为三阴性乳腺癌，部分存在 CK5/6、CK14 及 P 钙黏着蛋白等阳性表达，且多存在 *BRCA1* 和 *TP53* 基因突变，激素受体阴性、高组织学分级以及抑癌基因突变一般提示伴髓样特征的乳腺癌预后较差。也有研究发现，伴髓样特征的乳腺癌患者预后相对好于其他乳腺癌；与浸润性导管癌相比，伴髓样特征的乳腺癌患者的生存率更高[9]。另有研究发现，伴髓样特征的乳腺癌中的肿瘤转移相关蛋白，如 VEGF 和 MMP-1 表达低，HER2 表达缺失，提示肿瘤转移能力弱；细胞免疫反应相关细胞、体液免疫相关反应细胞和免疫球蛋白合成激活也使伴髓样特征的乳腺癌预后相对较好。

第二节

伴髓样特征的乳腺癌病例分析

【左乳伴髓样特征的乳腺癌病例 1】

◆ 病情简述

患者，女性，51 岁，体检发现左乳肿块 5 天。

◆ 乳腺超声检查

左乳 2 点钟方向见极低回声，形态欠规则，呈小分叶状，界尚清，周边及内部可见血流信号（BI-RADS 4A 类，图 2-1-1）。

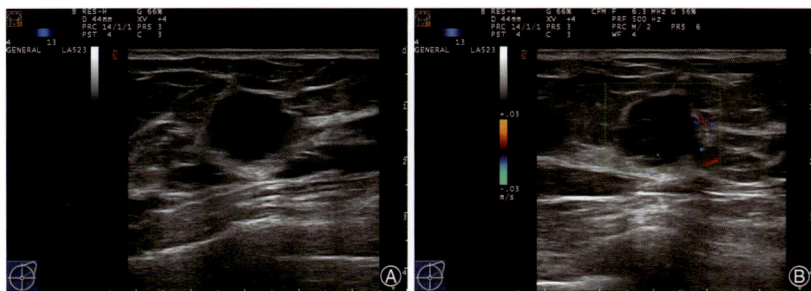

A. 左乳 2 点钟方向见极低回声,大小为 16mm×14mm,界尚清,边缘锐利,形态欠规则,呈小分叶状,后方回声增强;B. 肿块周边及内部可见点状血流信号。

图 2-1-1　左乳伴髓样特征的乳腺癌超声图像

◆ 乳腺 X 线检查

左乳外上象限较高密度结节,内密度不均匀,边界欠清,边缘呈分叶(BI-RADS 4B 类, 图 2-1-2)。

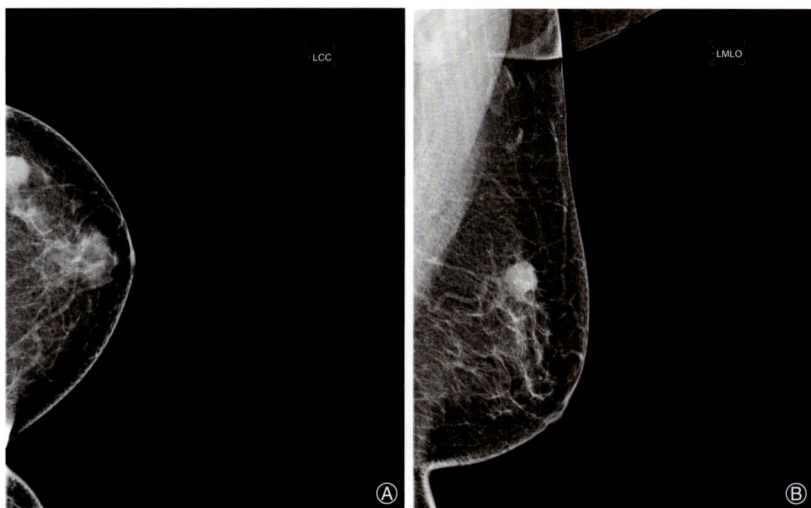

A. 左乳 X 线头尾位;B. 左乳 X 线内外侧斜位。左乳外上象限见一较高密度的类圆形结节影,内密度不均匀, 大小为 17mm×19mm, 边界欠清,边缘呈分叶。

图 2-1-2　左乳伴髓样特征的乳腺癌 X 线图像

◆ 乳腺 MRI 检查

左乳外上象限类圆形结节,内信号不均匀,病灶边界尚清,边缘见分叶及毛刺, 弥散受限,增强早期明显不均匀强化,以边缘为著,呈流出型强化(BI-RADS 4C 类, 图 2-1-3)。

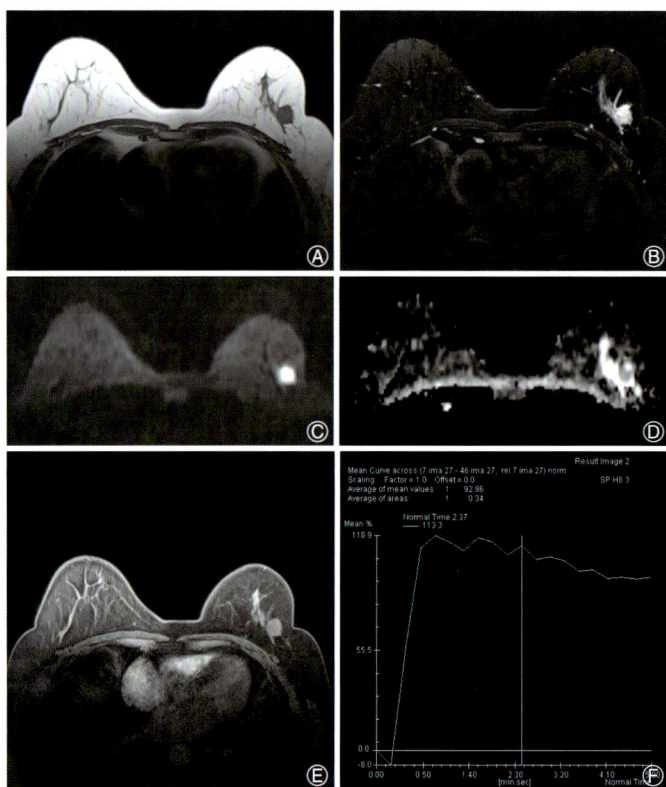

A. MRI 平扫 T_1WI；B. MRI 平扫 T_2WI+ 压脂；C. DWI 图，b 值 =1000；D. ADC 图；E. MRI 增强早期图；F. 动态增强病变时间信号强度曲线图。左乳外上象限见一类圆形结节影，内信号不均匀，呈等 T_1、长 T_2 信号，大小为 16mm×17mm，病灶边界尚清，边缘见分叶及毛刺，DWI 呈高信号，ADC 图呈低信号，增强早期明显不均匀强化，以边缘为著，时间信号强度曲线呈流出型强化。

图 2-1-3　左乳伴髓样特征的乳腺癌 MRI 图像

◆ **病理诊断**

组织学类型：伴髓样特征的乳腺癌（图 2-1-4）。组织学分级：Ⅲ级。肿块最大直径 15mm。

脉管内癌栓（－），神经侵犯（－）。送检左乳六面切缘：表面切缘（－），上切缘（－），下切缘（－），内切缘（－），外切缘（－），基底切缘（－）。淋巴结转移情况（转移数 / 淋巴结总数）：送检左腋下前哨淋巴结未见癌转移（0/3）。

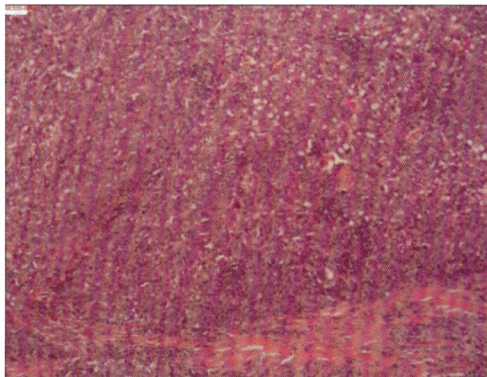

图 2-1-4　左乳伴髓样特征的乳腺癌病理图像

◆ **病例解析**

该患者体检发现左乳肿物 5 天，超声检查发现肿块呈极低回声，局部近似无回声，形态欠规则。仔细观察可发现肿块边缘呈浅分叶状，后方出现回声增强，这些表现正是具体伴髓样特征的乳腺癌的特异性征象。其因生长方式呈膨胀性，故不像典型浸润性导管癌那样边界不清，呈毛刺样改变；其也因内部声阻抗差异小，所以内部回声均质，后方出现回声增强。X 线检查进一步验证了超声所见，该肿物呈较高密度结节影，且边缘呈分叶状，内部密度不均，未探及明显钙化影。MRI 表现为内部信号不均，DWI 呈明显高信号，ADC 值减低，时间信号强度曲线为流出型强化。以上表现均为恶性肿瘤的特征性表现。超声检查见到此类形态相对规则且回声极低的肿块，要考虑伴髓样特征的乳腺癌，避免误诊。

【左乳伴髓样特征的乳腺癌病例 2】

◆ **病情简述**

患者，女性，67 岁，体检发现左乳肿块 1 个月余。

◆ **乳腺超声检查**

左乳 2 点钟方向低回声，形态不规则，呈分叶状，界尚清，内血流信号不明显（BI-RADS 4A 类，图 2-2-1）。

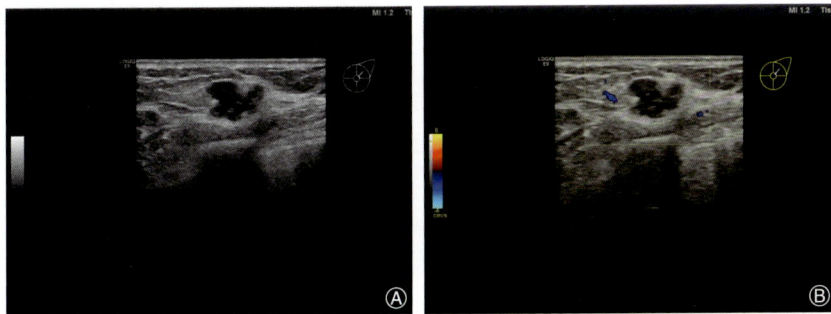

A. 左乳 2 点钟方向见低回声，大小为 14mm×9mm，边界较清晰，形态不规则，呈分叶状，内回声欠均，可见短线状强回声；B. 肿块内部及周边未见明显血流信号。

图 2-2-1 左乳伴髓样特征的乳腺癌超声图像

◆ 乳腺 X 线检查

左乳外上象限较高密度结节，内密度不均匀，边界不清，边缘呈分叶（BI-RADS 4B 类，图 2-2-2）。

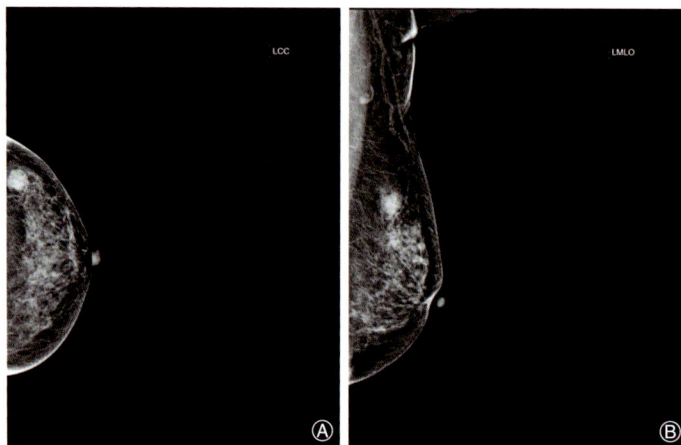

A. 左乳 X 线头尾位；B. 左乳 X 线内外侧斜位。左乳外上象限见一较高密度的类圆形结节影，内密度不均匀，大小为 13mm×15mm，边界不清，边缘呈分叶。

图 2-2-2　左乳伴髓样特征的乳腺癌 X 线图像

◆ 病理诊断

组织学类型：浸润性导管癌，部分伴髓样特征（图 2-2-3）。组织学分级：Ⅲ级。

脉管内癌栓（－），神经侵犯（－）。送检左乳六面切缘：表面切缘（－），上切缘（－），下切缘（－），内切缘（－），外切缘（－），基底切缘（－）。淋巴结转移情况（转移数 / 淋巴结总数）：送检左腋下前哨淋巴结未见癌转移（0/2）。

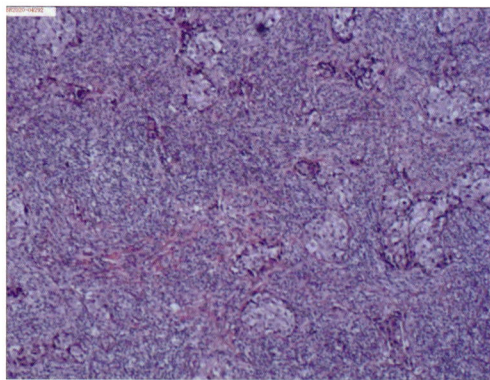

图 2-2-3　左乳伴髓样特征的乳腺癌病理图像

◆ 病例解析

该病例超声表现不典型，仅能观察到肿块形态不规则，呈分叶状，但这不是典型浸润性导管癌的毛刺样改变；内部回声较低，但不是典型髓样癌的极低回声，其内夹杂着短线样的强回声，后方回声也无明显改变，这可能与肿块的病理类型有关，大部分组织类型为浸润性导管癌，部分伴髓样特征，所以声像图显示的不是典型的浸润性导管癌图像，也不是典型的髓样癌图像。此类肿块极易被误诊为纤维腺瘤或叶状肿瘤。纤维腺瘤形态一般规则，较少出现分叶；叶状肿瘤体积一般较大。结合肿块的声像图表现和患者的年龄，超声诊断 BI-RADS 4A 类。X 线表现为不均匀高密度、分叶状肿块，未探及钙化，可以辅助诊断。总结该病例，超声表现不典型，仅呈现分叶状不规则肿块，实际工作中需对这类肿块提高警惕，必要时结合 X 线或其他影像学检查进行综合评估。

【左乳伴髓样特征的乳腺癌病例 3】

◆ 病情简述

患者，女性，48 岁，体检发现左乳肿块 1 周。

◆ 乳腺超声检查

左乳 3 点钟方向低回声，形态不规则，边界欠清，内部可见血流信号（BI-RADS 4B 类，图 2-3-1）。

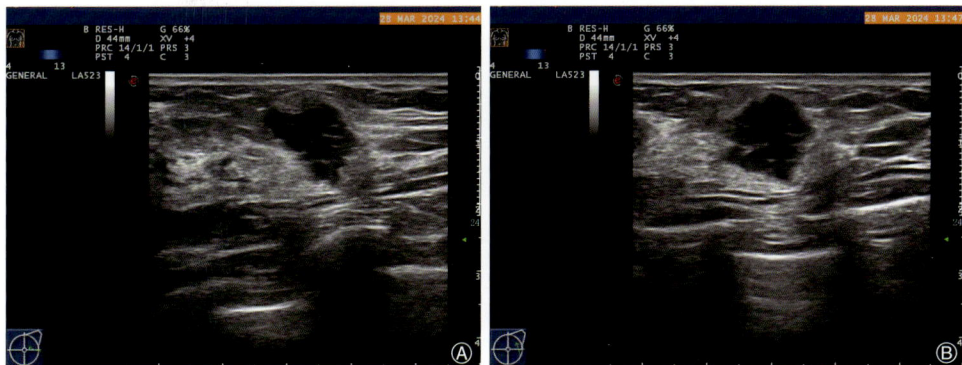

A、B. 左乳 3 点钟方向见低回声，大小为 14mm×16mm×8mm，边界欠清，边缘模糊，见高回声水肿带，形态不规则，非平行生长，呈分叶状，内回声不均，局部回声极低，并可见短线状强回声，后方回声增强；C、D. 肿块周边和内部可见点状及条状血流信号。

图 2-3-1　左乳伴髓样特征的乳腺癌超声图像

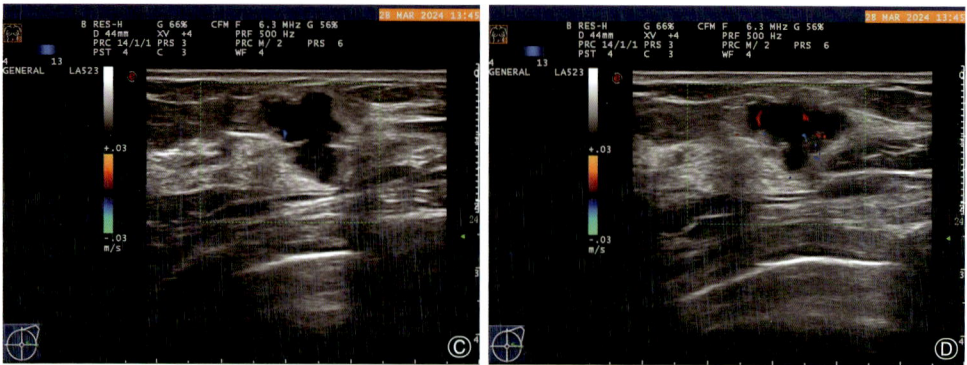

图 2-3-1（续）

◆ 乳腺 X 线检查

左乳外侧象限深部稍高密度结节，内密度不均匀，边界欠清，边缘呈分叶（BI-RADS 4B 类，图 2-3-2）。

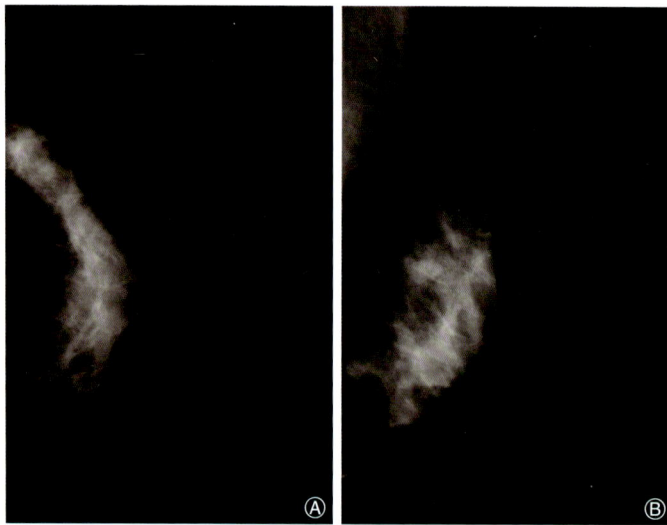

A. 左乳 X 线头尾位；B. 左乳 X 线内外侧斜位。左乳外侧象限深部见一稍高密度结节影，内密度不均匀，大小为 18mm×13mm，边界欠清，边缘呈分叶状。

图 2-3-2 左乳伴髓样特征的乳腺癌 X 线图像

◆ 乳腺 MRI 检查

左乳外侧象限深部（约 3 点钟方向）结节，内信号欠均匀，病灶边界欠清，边缘见分叶，弥散轻度受限，增强早期明显不均匀强化，呈流出型强化（BI-RADS 4C 类，图 2-3-3）。

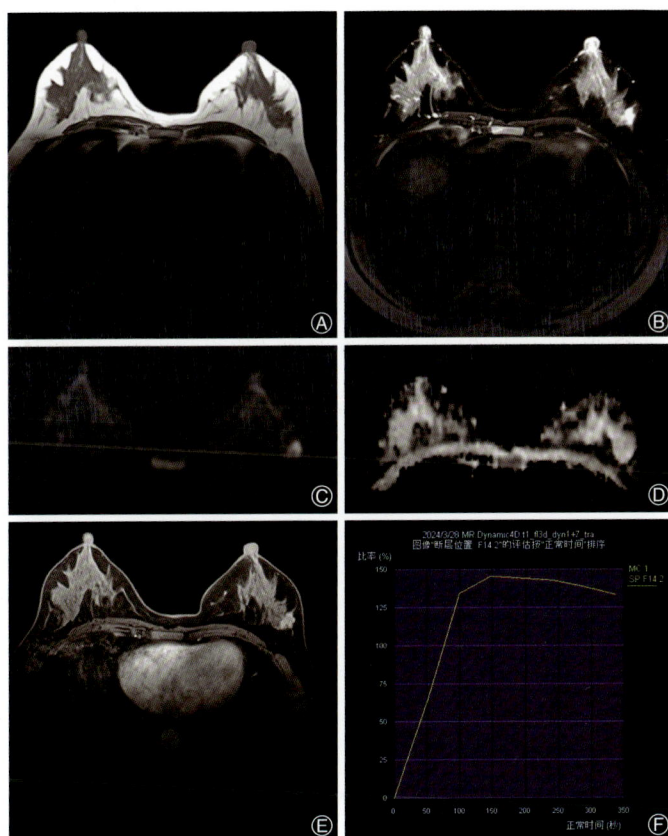

A. MRI 平扫 T_1WI；B. MRI 平扫 T_2WI+ 压脂；C. DWI 图，b 值 =1000；D. ADC 图；E. MRI 增强早期图；F. 动态增强病变时间信号强度曲线图。左乳外侧象限深部（约 3 点钟方向）见一结节影，内信号欠均匀，呈等 T_1、长 T_2 信号，大小为 18mm×13mm，病灶边界欠清，边缘见分叶，DWI 呈略高信号，ADC 图呈略低信号，增强早期明显不均匀强化，时间信号强度曲线呈流出型强化。

图 2-3-3 左乳伴髓样特征的乳腺癌 MRI 图像

◆ 病理诊断

组织学类型：伴髓样特征的癌（图 2-3-4）。组织学分级：Ⅲ级。

脉管内癌栓（－），神经侵犯（－）。送检左乳六面切缘：表面切缘（－），上切缘（－），下切缘（－），内切缘（－），外切缘（－），基底切缘（－）。淋巴结转移情况（转移数 / 淋巴结总数）：送检左腋下前哨淋巴结未见癌转移（0/2）。

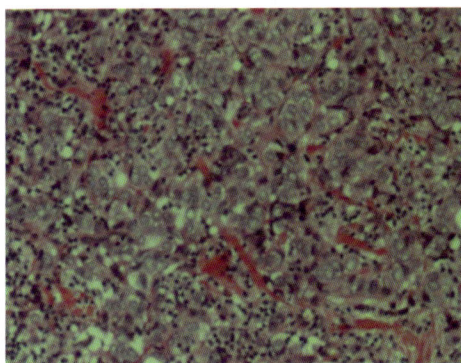

图 2-3-4 左乳伴髓样特征的乳腺癌病理图像

◆ 病例解析

患者左乳肿块超声表现为形态不规则，呈分叶状，非平行生长，肿块内部局部回声极低，内可见短线状强回声，周围组织可见典型的水肿增强表现，后方回声增强，有多个髓样癌的声像图特征，如悉知这个特殊类型的乳腺癌，较易做出诊断。即使未考虑到该组织类型，该患者的声像图也具有乳腺癌的征象，易做出恶性肿瘤的判断。X线表现为不均的高密度结节影，边缘分叶状肿块。MRI为内部信号欠均，DWI呈略高信号，ADC值减低，时间信号强度曲线为流出型强化的典型恶性表现。该肿块特征典型，多种影像学检查互相印证，为明确诊断及手术方式的选择提供了重要信息。

【左乳伴髓样特征的乳腺癌病例 4 】

视频4　左乳伴髓样癌特征的乳腺癌病例

◆ 病情简述

患者，女性，52 岁，体检发现左乳肿块半月余。

◆ 乳腺超声检查

左乳 2 点钟方向极低回声，形态不规则，边界欠清，周边可见血流信号（BI-RADS 4A 类，图 2-4-1）。

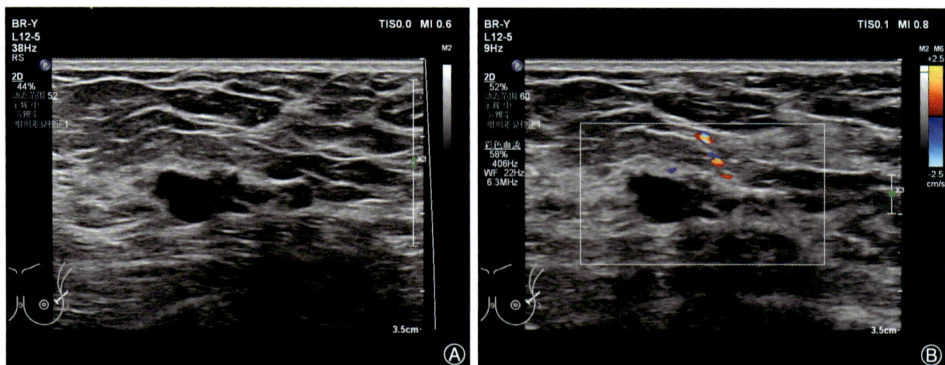

A. 左乳 2 点钟方向见极低回声，大小为 22mm×8mm，局部回声近似无回声，边界欠清，形态不规则，局部成角及小分叶，后方回声略有增强；B. 肿块周边可见血流信号。

图 2-4-1　左乳伴髓样特征的乳腺癌超声图像

◆ 乳腺 X 线检查

左乳外上象限深部局部腺体结构扭曲伴结节样影，并可见多形性钙化，周围腺体略纠集，边界不清（BI-RADS 4B 类，图 2-4-2）。

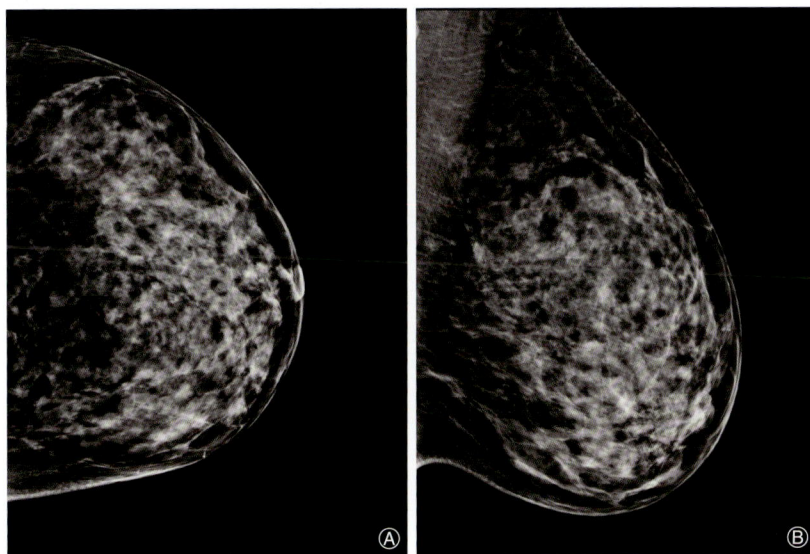

A. 左乳 X 线头尾位；B. 左乳 X 线内外侧斜位。左乳外上象限深部近胸肌处局部腺体结构扭曲伴结节样影，并可见小点状、细杆状钙化，周围腺体略纠集，边界不清。

图 2-4-2　左乳伴髓样特征的乳腺癌 X 线图像

◆ 病理诊断

组织学类型：浸润性癌，伴髓样特征的癌（图 2-4-3）。组织学分级：Ⅲ级。

脉管内癌栓（－），神经侵犯（－）。送检左乳六面切缘：表面切缘（－），上切缘（－），下切缘（－），内切缘（－），外切缘（－），基底切缘（－）。淋巴结转移情况（转移数 / 淋巴结总数）：送检左腋下前哨淋巴结未见癌转移（0/3）。

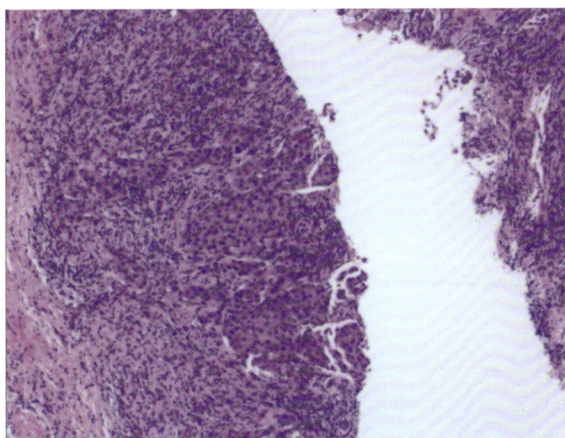

图 2-4-3　左乳伴髓样特征的乳腺癌病理图像

◆ 病例解析

该患者为中年女性，体检发现左乳肿块，超声检查呈极低回声，边界欠清，形态不规则，局部成角及小分叶状，后方回声略有增强，彩色血流也并非典型的恶性肿瘤征象，所以超声做出了 BI-RADS 4A 类的诊断。而 X 线清晰地显示了肿块周围腺体纠集，且出现多形性钙化，相较于超声更易做出恶性肿瘤的诊断，这也是 X 线的优势所在。典型的伴髓样特征的乳腺癌极少出现微钙化，且因其生长方法呈膨胀性，肿块形态往往较为规则，而该病例出现了腺体纠集，这也是该病例的特殊之处。多种影像学检查可以互补，以便在术前做出更精确的诊断。

参考文献

[1] 杨文涛，步宏. 第 5 版 WHO 乳腺肿瘤分类解读 [J]. 中华病理学杂志，2020，49（5）：400-405.

[2] 黄润生，裴蓓，翁立峰. 伴髓样特征乳腺癌的超声图像特征及误诊分析 [J]. 中华诊断学电子杂志，2018，6（4）：232-235.

[3] 张志文，张华伟. 伴髓样特征乳腺癌的超声表现及其病理基础 [J]. 医学影像学杂志，2019，29（2）：245-247.

[4] 李卫江，王琴珠，胡慧. 乳腺髓样癌 X 线表现与临床病理分析 [J]. 求医问药（下半月），2012，10（12）：370-371.

[5] 刘佩芳，张淑平，邵真真，等. 磁共振成像对形态学表现为良性特征的乳腺恶性肿瘤诊断价值 [J]. 磁共振成像，2012，3（2）：98-108.

[6] 涂建国. 磁共振成像在纤维腺瘤与乳腺髓样癌鉴别诊断中的应用 [J]. 实用医技杂志，2020，27（11）：1454-1456.

[7] Chen Z, Xu Y, Shu J, et al. Breast-conserving surgery versus modified radical mastectomy in treatment of early stage breast cancer: a retrospective study of 107 cases[J]. J Cancer Res Ther, 2015, 11(Suppl 1): C29-C31.

[8] 谭巧，苏小涵，侯令密，等. 乳腺髓样癌的诊治进展 [J]. 中华乳腺病杂志（电子版），2023，17（6）：366-368.

[9] 穆坤，吴梓政，牛海飞，等. 乳腺髓样癌临床病理特征及预后分析 [J]. 中华普通外科杂志，2017，32（3）：211-214.

◆ 第三章

伴神经内分泌分化的乳腺癌

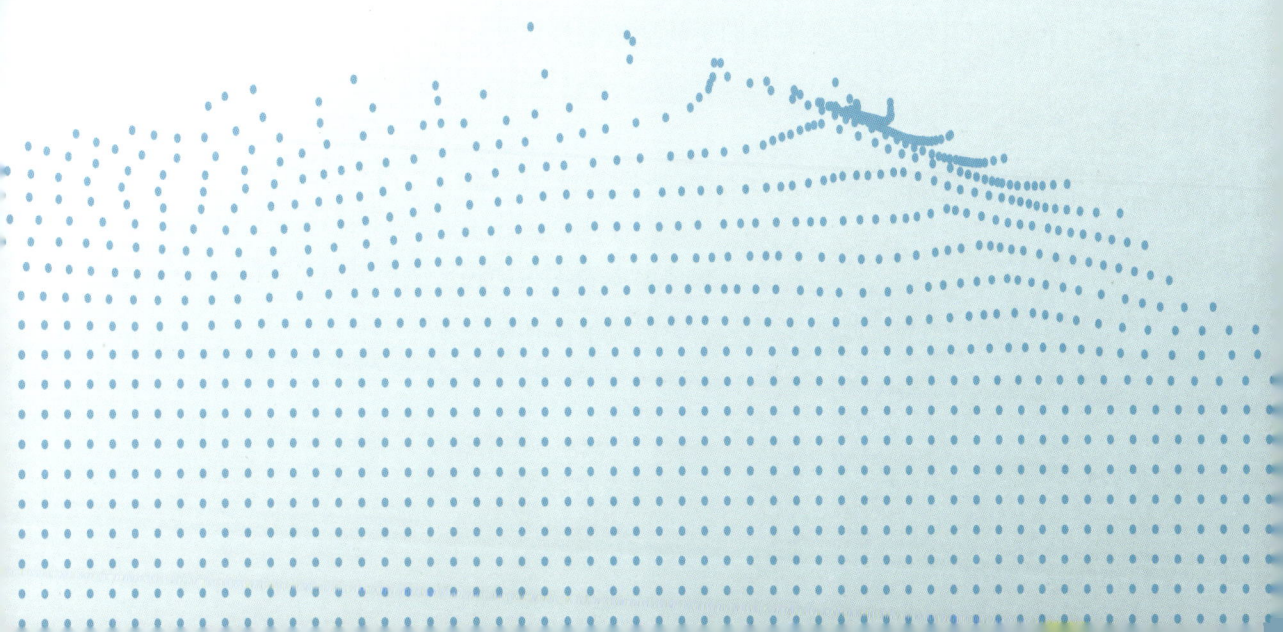

第一节 »» ··

概　述

乳腺神经内分泌癌（neuroendocrine carcinoma of the breast，NEC）是一种在形态上与来源于肺或胃肠的神经内分泌肿瘤相似，细胞总数 50% 以上表达神经内分泌标志物的肿瘤。根据世界卫生组织（WHO）统计，乳腺神经内分泌癌占所有乳腺癌的 2% ～ 5%[1]，多发于女性，发病年龄多在 60 ～ 70 岁。2012 年，《WHO乳腺肿瘤分类》将其修改为"具有神经内分泌特征的癌"[2]，并分为 3 种类型：高分化的神经内分泌肿瘤，中低分化神经内分泌癌 / 小细胞癌，伴神经内分泌分化的癌。其中，以伴神经内分泌分化的癌多见。临床表现多为孤立的乳腺肿物，偶为不可触及的乳腺病变、皮肤红斑、乳头溢液或乳头糜烂，偶可见与去甲肾上腺素、促肾上腺皮质激素或降钙素等异位分泌过多有关的临床症状。

【乳腺超声检查】

灰阶超声表现多为低回声或不均匀回声肿块，形态不规则，边界清晰或模糊，边缘多数呈短小毛刺或小分叶征，后方回声增强，肿块内部可为点状血流信号或丰富血流信号。微钙化较少见，弹性评分高。二维超声、彩色多普勒超声及超声弹性成像等技术的联合应用有助于病变的定性诊断，但仍与浸润性导管癌鉴别困难[3-4]。

【乳腺 X 线检查】

乳腺神经内分泌癌在乳腺 X 线片上多表现为类圆形或分叶状高密度肿块和局灶性不对称，边界清晰或不清，边缘伴或不伴针状突起，可见毛刺征，少见可疑钙化[5]。

【乳腺 MRI 检查】

乳腺神经内分泌癌在 MRI 上多见单侧乳腺单发肿块，罕见多中心结节或非肿块样病灶。主要表现为椭圆形肿块，边界清晰且伴有浅分叶，少见囊变、坏死和出血。T_1WI 信号表现为均匀的低密度、不规则肿块，边界不规则，边缘增强，非均匀的快速初始强化或延迟增强。T_2WI 以不均匀高信号为主；动态增强扫描后，早期快速强化伴恶性时间信号强度曲线形态[6]。

【伴神经内分泌分化的乳腺癌的治疗进展】

乳腺神经内分泌癌的明确诊断需用空芯针活检或手术切除获取病理标本，手术切除后对标本进行组织学和免疫组织化学检测是非常准确的。可通过免疫组织化学检测来确定 CgA、Syn 等神经内分泌肿瘤标志物的表达。术前空芯针活检为是否进行术前新辅助治疗、手术方式的选择及术后的辅助治疗提供有力依据。乳腺神经内分泌癌的治疗多参考相同分期乳腺癌的传统治疗方式，以外科手术为主，手术方式根据患者的一般情况、肿瘤大小、淋巴结情况和患者及家属意愿等进行选择[7]。新辅助 / 辅助化疗广泛用于复发风险高、转移性或局部浸润的患者。此外，治疗方式还有内分泌治疗、靶向治疗等，具体方案需根据肿瘤大小、分期、组织病理分级、受体状态等进行个体化选择[8]。

【伴神经内分泌分化的乳腺癌的预后】

目前，学界普遍认为原发性乳腺神经内分泌癌患者预后较差。乳腺神经内分泌癌的局部复发率和远处转移率明显高于其他病理类型乳腺癌，其最常见的转移部位为骨和肝。神经内分泌分化本身就是一项独立不良预后因素；此外，肿瘤过大、患者年龄 > 60 岁、组织学分级高、ER/PR 的表达、Ki-67 的表达等都会影响患者预后[9]。

伴神经内分泌分化的乳腺癌病例分析

【左乳伴神经内分泌分化的乳腺癌病例】

◆ 病情简述

患者，女性，74岁，体检发现左乳肿块1个月。

◆ 乳腺超声检查

左乳10点钟方向见低回声，边界欠清，内回声欠均，肿块边缘见环状血流信号，弹性成像显示质略硬（BI-RADS 4A类，图3-1-1）。

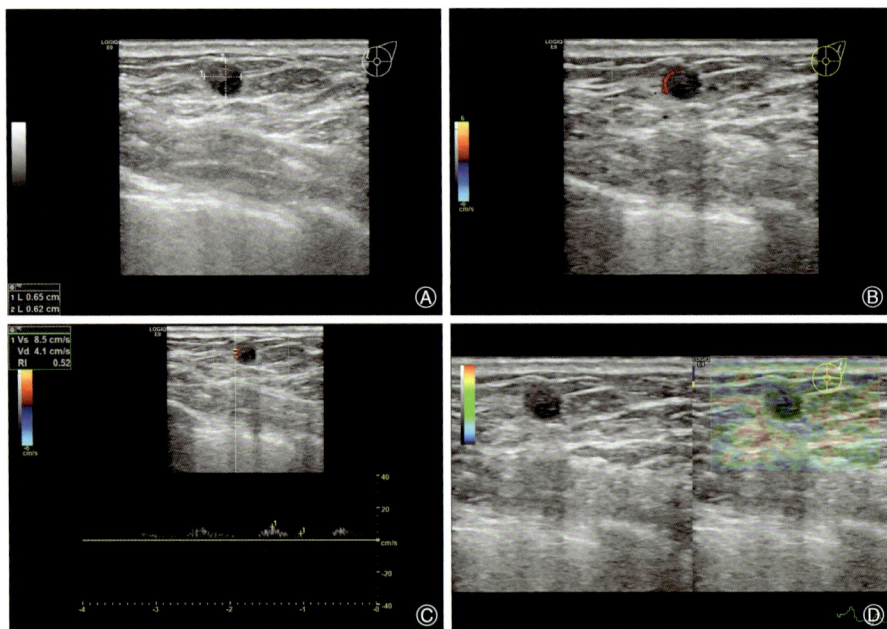

A. 左乳10点钟方向见大小为7mm×6mm的低回声，边界欠清，边缘模糊，形态欠规则，肿块内回声欠均；B、C. 肿块周边见环状血流信号，RI=0.53，较低；D. 肿块质地略硬，呈蓝绿相间。

图3-1-1　左乳伴神经内分泌分化的乳腺癌超声图像

◆ **乳腺 X 线检查**

左乳内上象限高密度小结节，边界尚清，边缘有少许分叶、毛刺（BI-RADS 4B 类，图 3-1-2 ）。

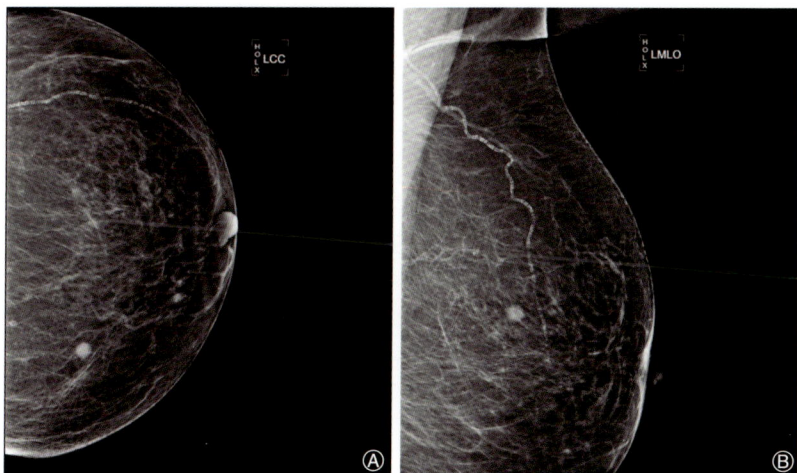

A. 左乳 X 线头尾位；B. 左乳 X 线内外侧斜位。左乳内上象限见一高密度结节，大小为 8mm×6mm，边界尚清，边缘见少许分叶、毛刺。

图 3-1-2　左乳伴神经内分泌分化的乳腺癌乳腺 X 线图像

◆ **乳腺 MRI 检查**

左乳内上象限小结节，内信号不均匀，病灶边界尚清，边缘呈浅分叶，弥散受限，增强早期较明显强化，呈平台型强化（BI-RADS 4B 类，图 3-1-3 ）。

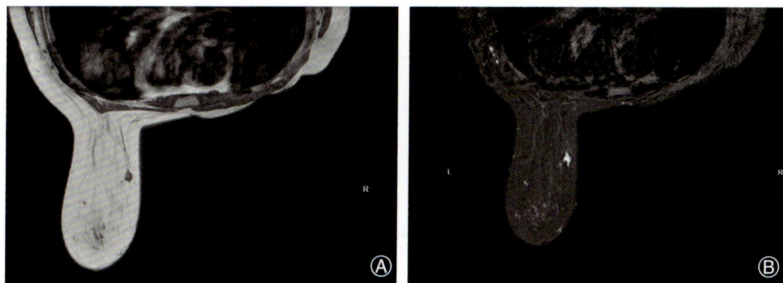

A. MRI 平扫 T_1WI；B. MRI 平扫 T_2WI+ 压脂；C. DWI 图，b 值 =800；D. ADC 图；E. MRI 增强早期图；F. 动态增强病变时间信号强度曲线图。左乳内上象限见一结节影，内信号不均匀，T_1WI 呈等信号，T_2WI 呈高低混杂信号，大小为 7mm×8mm，病灶边界尚清，边缘呈浅分叶，DWI 呈高信号，ADC 图呈低信号，增强早期较明显强化，时间信号强度曲线呈平台型强化。

图 3-1-3　左乳伴神经内分泌分化的乳腺癌乳腺 MRI 图像

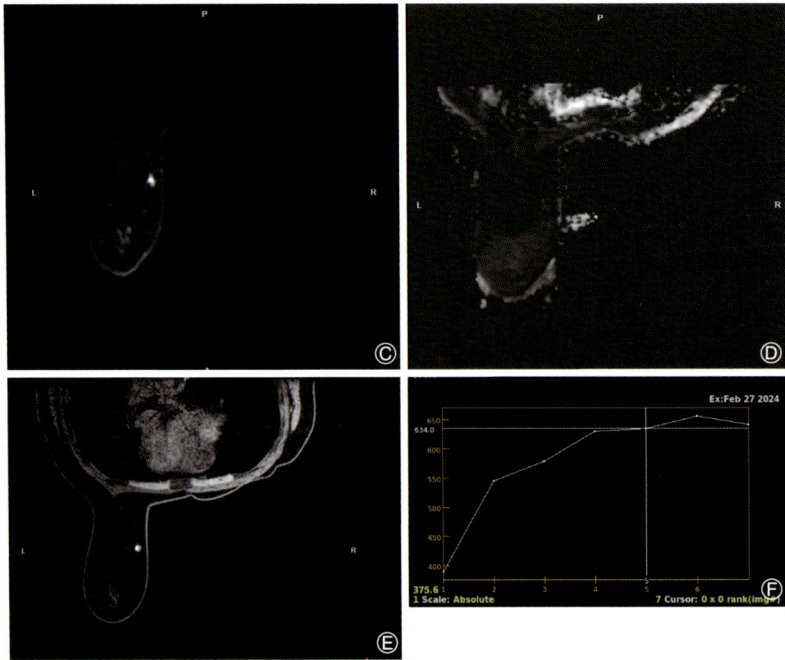

图 3-1-3（续）

◆ 病理诊断

组织学类型：实性乳头状癌伴多灶微浸润及一灶浸润，浸润灶最大径 0.22cm，呈浸润性导管癌伴神经内分泌分化（图 3-1-4）。组织学分级：Ⅲ级。

未见明确脉管及神经侵犯。ER（实性乳头状癌区及浸润区，+90% 强），PR（实性乳头状癌区及浸润区，+90% 强），Ki-67（实性乳头状癌区及浸润区，+10%），p63+CK（pan）（－/+），Calponin（－），CK5/6（－），

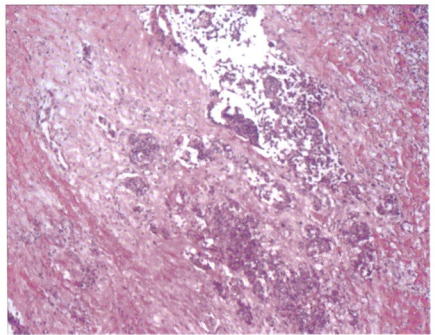

图 3-1-4　左乳伴神经内分泌分化的乳腺癌病理图像

SMA（－），CK14（－），Syn（＋），CD56（＋），CgA（－）。HER2 BC（4B5）：实性乳头状癌区 2+，浸润区 1+。

◆ 病例解析

该患者为老年女性，体检发现左乳肿块，超声显示肿块直径小于 1cm，边界欠清，形态欠规则，内回声欠均，阻力指数（resistance index，RI）也不高，虽不

具备典型恶性肿瘤的征象，但是考虑到患者的年龄，给予 BI-RADS 4A 类的诊断。患者 X 线片显示结节呈高密度影，边缘显示分叶与毛刺，而超声未能很好地显示这些细节，可能与仪器调节有关，操作者将深度适当调整，局部放大病灶，或许能更好地显示肿块的细节特征，这也是超声检查的一个缺点，受操作者依赖性影响。在 MRI 上，该肿块表现为浅分叶，弥散受限，T_2WI 呈高低混杂信号，增强早期较明显强化，呈平台型强化，进一步佐证了肿块为恶性的诊断。

【右乳伴神经内分泌分化的乳腺癌病例 1】

视频 5　右乳伴神经内分泌分化的乳腺癌病例

◆ 病情简述

患者，女性，37 岁，体检发现右乳肿块 3 天。

◆ 乳腺超声检查

右乳 10 点钟方向见多发低回声，呈串珠状，沿导管分布，边界不清，形态不规则，周边导管扩张，肿块内见血流信号，弹性成像显示质硬（BI-RADS 4B 类，图 3-2-1）。

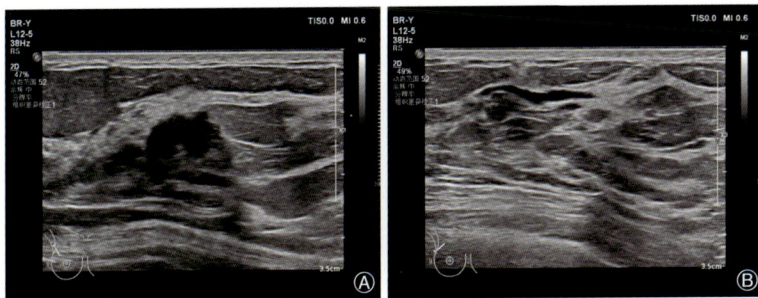

A、B. 右乳 10 点钟方向见低回声，大小为 13mm×8mm，界不清，边缘模糊，形态不规则，呈分叶状，局部成角，周边导管扩张；C、D. 导管分布区可见多发低回声呈串珠状分布，较大者 5mm×3mm，7mm×5mm，7mm×4mm，边界不清，边缘模糊，形态不规则；E. 肿块内可见血流信号；F. 弹性成像显示右乳 10 点钟方向有较大质硬肿块，呈红色，且面积大于二维肿块面积。

图 3-2-1　右乳伴神经内分泌分化的乳腺癌超声图像

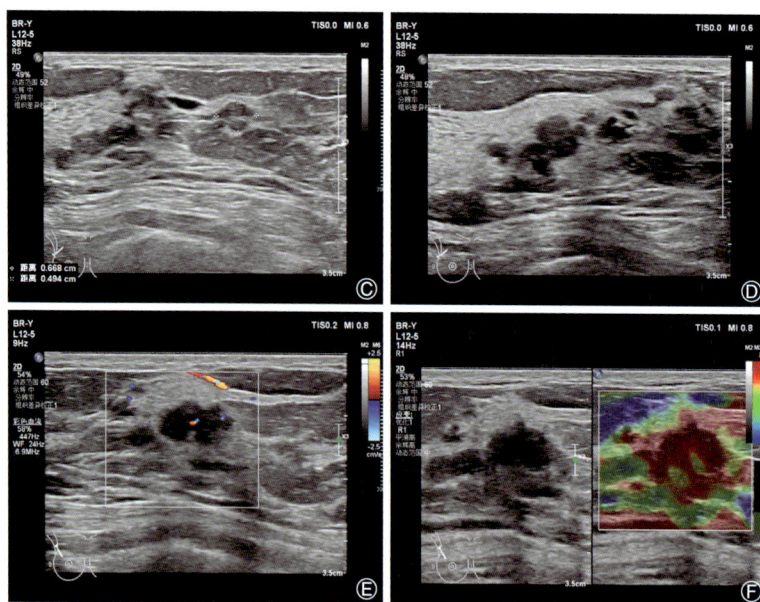

图 3-2-1（续）

◆ 乳腺 X 线检查

右乳上份导管扩张，导管内多个充盈缺损，未见明显管腔截断，导管壁僵硬，未见明显破坏，远端导管部分显影。右乳外上象限不对称致密影，内密度不均匀，边界不清，形态不规则（BI-RADS 4B 类，图 3-2-2）。

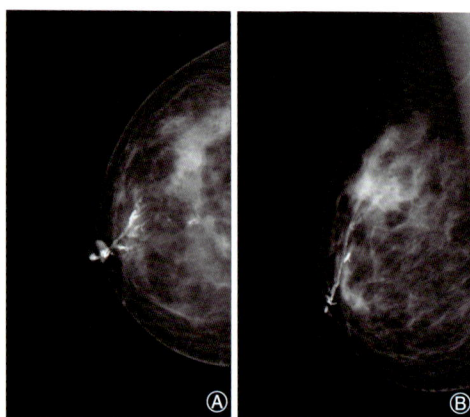

A. 右乳 X 线头尾位；B. 右乳 X 线内外侧斜位。经右乳腺导管注入造影剂，显示右乳上份导管可见扩张，最大管径约 2mm，导管内可见多个充盈缺损，未见明显管腔截断，导管壁僵硬，未见明显破坏，远端导管部分显影。右乳外上象限见不对称致密影，内密度不均匀，范围约 32mm×44mm，边界不清，形态不规则。

图 3-2-2 右乳伴神经内分泌分化的乳腺癌 X 线 + 乳腺导管造影图像

◆ 病理诊断

组织学类型：浸润性导管癌，伴神经内分泌分化（图 3-2-3），以导管内实性乳头状癌为主（导管内实性乳头状癌伴多灶微浸润及浸润，浸润灶 0.6cm）。组织学分级：Ⅱ级。

浸润区肿瘤细胞：ER（克隆号 SP1，+90% 强），PR（克隆号 1B2，+90% 强），Ki-67（+10%），p63+CK（pan）（－/+），Calponin（－），CK5/6（－），SMA（－），

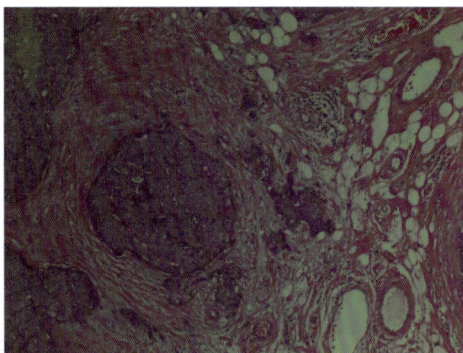

图 3-2-3　右乳伴神经内分泌分化的乳腺癌病理图像

CK14（－），Syn（+），HER2 BC(4B5)（0），CD56（+），CsA（－），E-Cadherin（+），p63+CK（pan）（+/+）。

◆ 病例解析

该患者为年轻女性，右乳多发低回声肿块，沿导管走行，且周边导管扩张，虽没有毛刺、钙化、腺体纠集等乳腺浸润性导管癌的典型超声表现，但还是倾向于恶性可能，给予 BI-RADS 4B 类的诊断。该患者 X 线片及乳腺导管造影清晰地显示了右乳上份的导管扩张及导管内占位，导管壁僵硬，同时也显示肿块边界不清、形态不规则。乳腺导管造影是乳腺导管内病变诊断的"金标准"。术前超声、X 线和导管造影基本明确了病变的性质，如果能进行 MRI 检查，可以更全面地显示肿块的范围，为手术方式的选择提供参考依据。

【右乳伴神经内分泌分化的乳腺癌病例 2】

◆ 病情简述

患者，女性，69 岁，扪及右乳肿块 1 个月，"鸡蛋"大小，触诊肿物质硬，界限欠清。

◆ **乳腺超声检查**

右乳 9 点钟方向见两个不规则低回声，边界欠清，分叶状，血流信号丰富且杂乱（BI-RADS 4C 类，图 3-3-1）。

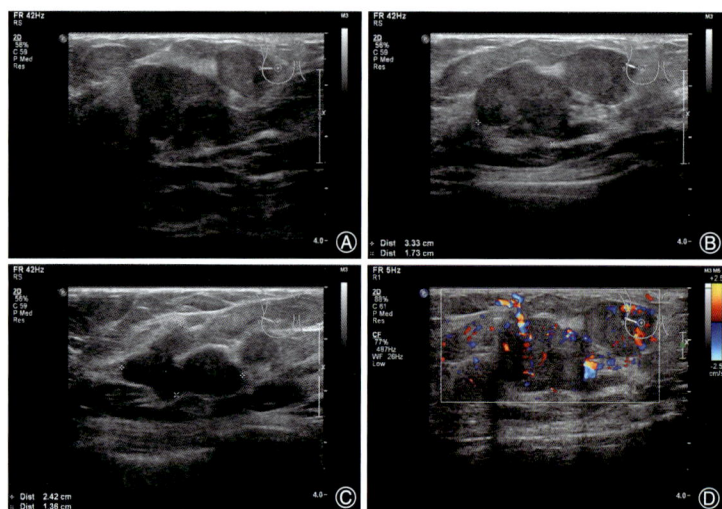

A、B. 右乳 9 点钟方向见大小为 33mm×17mm 的低回声，边界欠清，形态欠规则，分叶状，似为两个融合，平行生长，内未见明显钙化；C. 其旁另见大小为 24mm×14mm 的低回声，呈分叶状，边界欠清，平行生长；D. 肿块内部血流信号丰富且杂乱。

图 3-3-1　右乳伴神经内分泌分化的乳腺癌超声图像

◆ **乳腺 X 线检查**

右乳上份多发结节，部分结节边界欠清，边缘欠光整（BI-RADS 4B 类，图 3-3-2）。

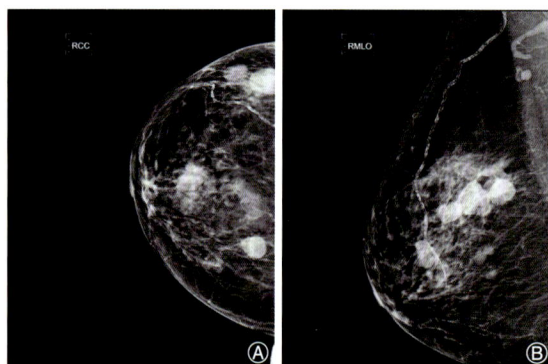

如图 3-3-2 所示，A. 右乳 X 线头尾位；B. 右乳 X 线内外侧斜位。右乳内上、后上、外上象限见多个类卵圆形结节，部分结节边界欠清，边缘欠光整，以内上、外上结节稍著，大小分别约为 18mm×14mm 和 22mm×16mm。

图 3-3-2　右乳伴神经内分泌分化的乳腺癌乳腺 X 线图像

◆ **病理诊断**

组织学类型：浸润性癌伴神经内分泌分化，局部富于黏液（图 3-3-3）。组织学分级：Ⅱ级。

脉管内癌栓（－），神经侵犯（－），皮肤：（－），基底（－）。淋巴结转移情况（转移数/淋巴结总数）：送检右前哨淋巴结未见癌转移（0/3）。右乳可疑肿大淋巴结未见癌转移（0/4）；自检右乳周围淋巴结未见癌转移（0/17）。AR(＋)，

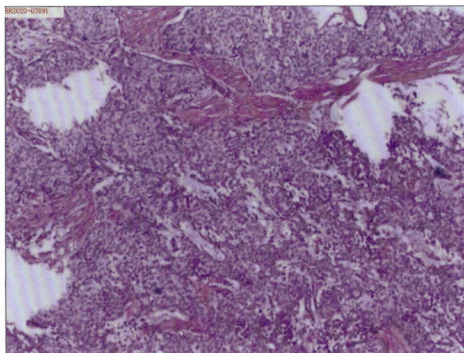

图 3-3-3　右乳伴神经内分泌分化的乳腺癌病理图像

ER（强，90%），GCDFP-15（＋），Ki-67（+5% ～ 10%），CK5/6（－），D2-40（－），E-Cadherin（＋），PR（强，90%），P120（＋）、HER2 Bc（0），p63+CK（pan）（－/+），GATA-3（＋），Mammaglobin（少数，＋），P53（少数弱，＋），Syn（＋），CgA（－），CD56（－），CK7（＋）。

◆ **病例解析**

该病例为老年女性，触及右乳肿块 1 个月，超声及乳腺 X 线检查均显示右乳多发肿块，呈分叶状，边界欠清，形态欠规则，超声显示肿块内血流信号丰富且杂乱，肿块虽然没有毛刺样改变、钙化、腺体纠集，但是结合患者的年龄，我们不能轻易诊断纤维腺瘤等良性疾病而造成误诊。再结合患者的病理结果，提示肿块局部富于黏液，这也与超声图像上显示肿块回声均质且类似周围腺体组织相符合。

参考文献

[1] Lee HJ, Park EC, Kim SJ, et al. Quality of life of family members living with cancer patients[J]. Asian Pac J Cancer Prev, 2015, 16(16): 6913−6917.

[2] Tan PH, Schnitt SJ, van de Vijver MJ, et al. Papillary and neuroendocrine breast lesions: the WHO stance. Histopathology, 2015, 66(6): 761−770.

[3] 冯桂英, 钟婷婷, 陈艳, 等. 伴神经内分泌特征乳腺癌的临床病理及超声表现 [J]. 临床超声医学杂志, 2020, 22（12）: 954-955.

[4] 张韵华, 刘利民, 夏罕生, 等. 乳腺神经内分泌癌的超声影像学表现 [J]. 中国临床医学, 2015, 22（6）: 784-786.

[5] 武亚琴, 张超杰. 乳腺神经内分泌癌的研究进展 [J]. 大连医科大学学报, 2020, 42（3）: 252-257.

[6] 田静, 郭虹, 冉启胜, 等. 乳腺神经内分泌癌的 MRI 表现 [J]. 中国医学影像学杂志, 2023, 31（2）: 135-138.

[7] 马蒙恩, 许冠华, 雷俊华. 原发乳腺神经内分泌癌诊治及进展研究: 附 2 例报道及文献复习 [J]. 全科医学临床与教育, 2021, 19（8）: 755-757.

[8] 曹技磊, 王钢乐. 原发性乳腺神经内分泌癌的研究进展 [J]. 医学信息, 2019, 32（15）: 38-41.

[9] Zhang Y, Chen Z, Bao Y, et al. Invasive neuroendocrine carcinoma of the breast: a prognostic research of 107 Chinese patients[J]. Neoplasma, 2013, 60(2): 215-222.

第四章

伴大汗腺分化浸润性乳腺癌

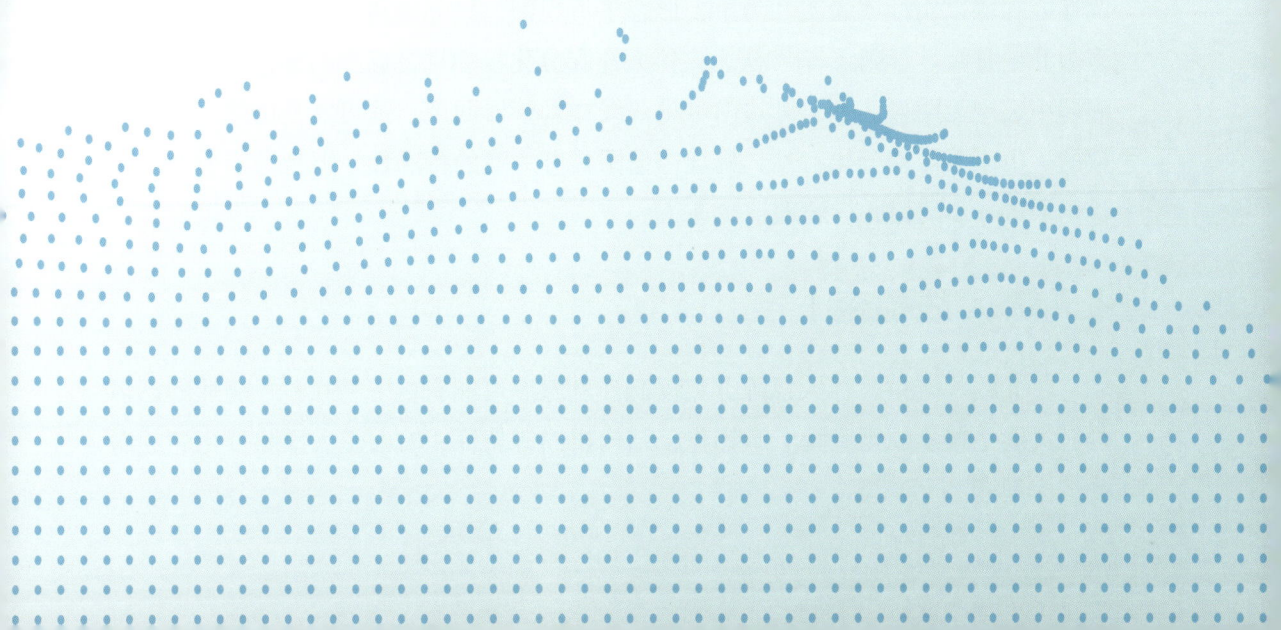

概　述

伴大汗腺分化浸润性乳腺癌（invasive breast carcinoma with apocrine differentiation, IBC-ApD）是一种罕见的乳腺浸润性癌，占乳腺癌的 0.3% ～ 4.0%[1]。这种类型的乳腺癌在组织学上具有独特性，通常会在乳腺组织内形成一种特殊的大汗腺样结构。在世界卫生组织（World Health Organization，WHO）2012 年第 4 版乳腺肿瘤分类（简称 2012 版分类）[2] 中，将具有大汗腺细胞特点的浸润性乳腺癌归类为伴大汗腺分化浸润性乳腺癌。

【乳腺超声检查】

伴大汗腺分化浸润性乳腺癌是一类少见的特殊类型乳腺癌，目前，国内外关于伴大汗腺分化浸润性乳腺癌的超声报道较少，多为个案报道。超声检查可能显示以下特征。① 形态特征：病灶可能呈现不规则边界，低回声或极低回声，内部回声不均匀，有时可见囊性或实性混合成分。② 大小与边缘：由于是浸润性乳腺癌，病灶通常会有明显的浸润边缘，不规则且模糊，与周围正常乳腺组织区分不明显。③ 内部血流信号：彩色多普勒超声检查显示，这类乳腺癌病灶内常伴有丰富的血流信号，表现为高速低阻的血流模式。冯桂英等 [3] 发现，伴大汗腺分化浸润性乳腺癌以实性或囊实性为主，形态多不规则，局部成角，多伴有钙化，血供多为Ⅱ～Ⅲ级。李鹏飞等 [4] 认为，伴大汗腺分化浸润性乳腺癌与其他类型的乳腺癌超声表现无明显区别，肿块内可见双线样管壁样回声，这可能是由腺管阻塞所致的。由于大汗腺分化特性，病灶声像图具有一定的特殊性，但特征不典型，确诊仍需进一步活检并行病理学检查。

【乳腺 X 线检查】

在 X 线检查中，伴大汗腺分化浸润性乳腺癌可能有以下特点：① 病灶形态多样，可能呈现不规则肿块、微钙化、结构扭曲等特征；② 由于大汗腺分化癌的病理特点，病灶内部密度可能较其他类型的乳腺癌高，甚至出现砂粒状或斑点状的高密度影；③在部分病例中，由于大汗腺癌细胞的特性，病灶边缘可能不如其他浸润性乳腺癌清晰，或者呈现某种特殊轮廓；④X线图像可能不足以完全鉴别是否伴有大汗腺分化，最终确诊通常依赖于组织病理学检查。

【乳腺 MRI 检查】

伴大汗腺分化浸润性乳腺癌的 MRI 表现有以下特点。①形态学特征：在 T_1WI 上，伴大汗腺分化的乳腺癌病灶可能呈现低信号强度，而在 T_2WI 上则可能呈现高信号强度，这是因为大汗腺分化癌的癌细胞内部富含蛋白质和糖类，影响了水分子的弛豫时间。②动态增强扫描：乳腺癌通常表现出"快进快出"的强化模式，即早期快速强化，然后迅速洗脱。伴大汗腺分化的浸润性乳腺癌也可能具备这样的强化特点，但由于组织学特异性，某些情况下强化模式可能略有差异。③边界不清：与其他影像学检查一样，浸润性乳腺癌 MRI 检查也往往显示病灶边界不清，表明癌细胞已经侵犯到了周围的正常乳腺组织。④扩散加权成像（DWI）：DWI 序列可用于评估组织内水分子扩散的程度，恶性肿瘤由于细胞密度高和组织结构紊乱，通常显示为高信号，其有助于鉴别良恶性病变。⑤尺寸与扩展：MRI 的优势在于能更好地描绘病灶的三维形态，及其与周围组织结构的关系，对于评估乳腺癌是否延伸到胸壁、皮肤或相邻的乳腺结构有重要的作用。Lee 等[5]认为，伴大汗腺分化浸润性乳腺癌可表现为肿块（55%）或非肿块强化（15%），强化病灶平均大小为 2.1cm，范围为 0.6 ～ 4cm，大多数表现为椭圆形病变，与其他类型的浸润性乳腺癌没有显著性差异。

【伴大汗腺分化浸润性乳腺癌的治疗进展】

根据每名患者的情况，实行个体化治疗。在治疗方面，尽管此类乳腺癌较为罕见，但基本遵循浸润性乳腺癌的治疗原则，包括以下几个方面。①手术治疗：早期阶段的患者可能通过保乳手术或改良根治术等方式切除肿瘤及周围组织，必要时可能还需要清扫腋窝淋巴结。②化疗：化疗方案的选择基于癌症的分期和组织学特点，尤其是对于像三阴性乳腺癌这样具有高度侵袭性或较大复发风险的亚型，常推荐化疗，如 FEC（氟尿嘧啶、表柔比星、环磷酰胺）序贯 T（紫杉醇）方案。③辅助治疗：包括放疗、内分泌治疗和靶向治疗。对于伴有大汗腺分化的乳腺癌，由于其特殊性，可能需要根据具体病理、免疫组化结果以及临床试验的最新进展来决定最佳辅助治疗方案。④ 随访和监控：鉴于其复发风险，患者在完成初始治疗后通常需要接受密切随访和影像学监测，以便及时发现并处理可能的复发或转移。

【伴大汗腺分化浸润性乳腺癌的预后】

伴大汗腺分化浸润性乳腺癌的预后一般取决于常规因素，如分级、肿瘤大小和淋巴结状态。一些研究报道，伴大汗腺分化浸润性乳腺癌患者 7 年生存率与非大汗腺分化的浸润性乳腺癌相同[6]。另外，既往认为大汗腺分化本身无重要的预后意义，但有研究发现在未接受化疗的淋巴结阳性乳腺癌患者中，大汗腺分化与预后较差相关。雄激素受体（androgen receptor，AR）也是评估伴大汗腺分化浸润性乳腺癌预后的一个指标，AR 阳性与肿瘤较小、淋巴结阳性率较低和诺丁汉预后指数较低相关[4]。一些研究发现，与其他三阴性乳腺癌亚型相比，三阴性的伴大汗腺分化浸润性乳腺癌的患者预后更好[7]。

第二节 》

伴大汗腺分化浸润性乳腺癌的病例分析

【左乳伴大汗腺分化浸润性乳腺癌病例 1】

◆ 病情简述

患者，女性，56 岁，左侧乳腺刺痛不适 1 个月余，疼痛程度较轻，乳腺皮肤色泽无改变。

◆ 乳腺超声检查

左乳 1 点钟方向见不规则低回声，界不清，非平行生长，肿块内部未见明显血流信号（BI-RADS 4A 类，图 4-1-1）。

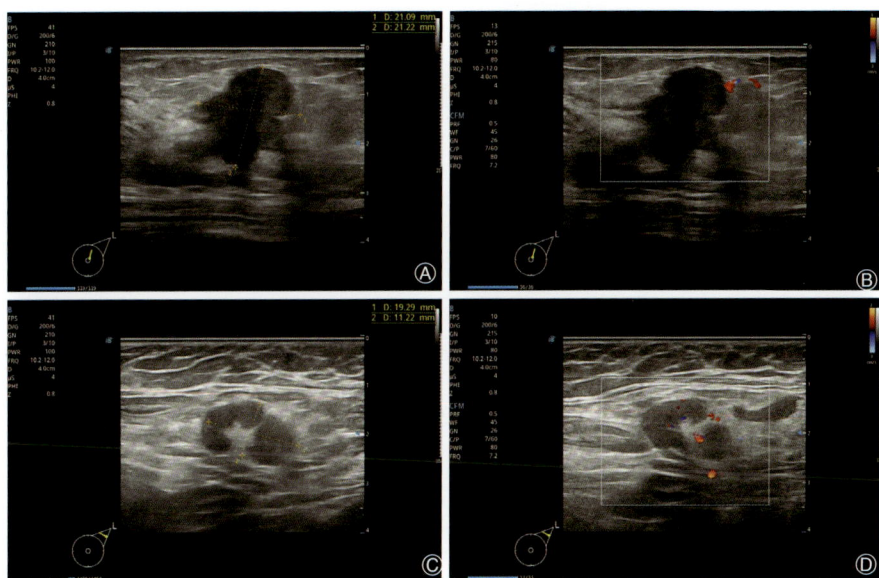

A. 左乳 1 点钟方向见大小为 21mm×21mm 的低回声，形态不规则，非平行生长，界不清，边缘锐利，内部未见明显钙化；B. 肿块周边见条状血流信号；C. 左侧腋下可见大小为 19mm×11mm 的低回声，形态饱满，皮质增厚，回声减低，内淋巴结构尚清；D. 肿大淋巴结内探及血流信号。

图 4-1-1　左乳伴大汗腺分化浸润性乳腺癌超声图像

◆ 乳腺 X 线检查

左乳后上分叶状类结节影，边界不清，其外上见数个小点状钙化（BI-RADS 4A 类，图 4-1-2）。

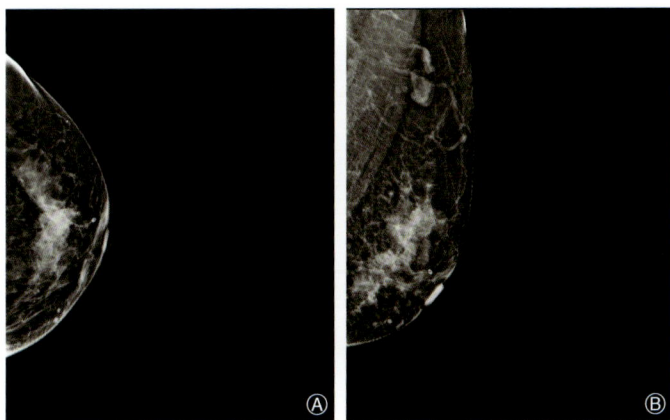

A. 左乳 X 线头尾位；B. 左乳 X 线内外侧斜位。左乳后上见一分叶状类结节影，边界不清，其外上见数个小点状钙化。

图 4-1-2　左乳伴大汗腺分化浸润性乳腺癌 X 线图像

◆ 病理诊断

组织学类型：浸润性癌，结合免疫组化标记，符合伴大汗腺分化浸润性乳腺癌（图4-1-3）。组织学分级：Ⅱ级。

脉管内癌栓（－），神经侵犯（－）。淋巴结转移情况：送检前哨淋巴结，可见癌转移（宏转移3/5）；左腋窝淋巴结未见癌转移（0/25）；左前哨淋巴结未见癌转移（0/2）。AR（＋），ER（－），PR（－），HER2（2+），Ki-67（+60%）。

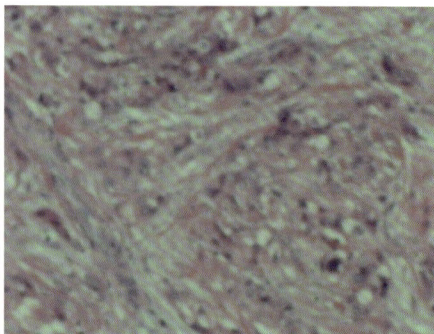

图4-1-3　左乳伴大汗腺分化浸润性乳腺癌病理图像

◆ 病例解析

患者左侧乳腺刺痛不适1个月余，超声检查发现左乳低回声肿块，形态不规则，非平行生长，界不清，内部未见明显钙化，肿块内部未探及血流信号，仅肿块周边可见少许血流信号，符合乳腺癌的征象。同侧腋窝发现淋巴结肿大，也是强有力的间接征象。X线检查提示肿块外上见数个小点状钙化，也再次说明了X线对钙化的检测敏感性。术前超声检查与X线检查联合应用可相互补充：超声发现肿块的能力强于X线检查，X线检查对钙化的敏感性优于超声检查，两者相互补充可提高伴大汗腺分化浸润性乳腺癌的检出率，减少误诊及漏诊的发生。

【左乳伴大汗腺分化浸润性乳腺癌病例2】

◆ 病情简述

患者，女性，41岁，扪及左乳肿块1个月，"核桃"大小，质硬，界限不清，无红肿热痛等不适。

◆ 乳腺超声检查

左乳见不均低回声，形态不规则，界不清，可见成角，包膜不明显，内可见点状强回声，内见丰富血流信号，弹性成像显示质地较硬（BI-RADS 4C 类，图4-2-1）。

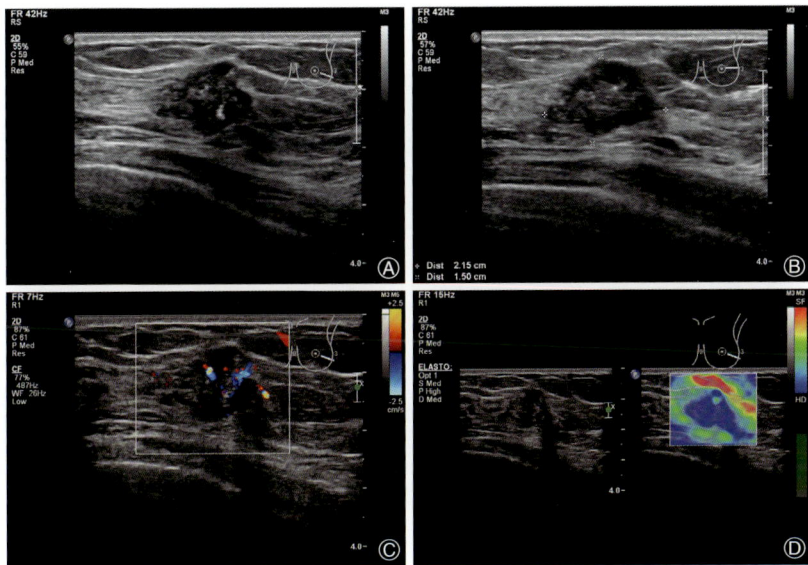

A、B. 左乳 4 点钟方向见大小为 22mm×16mm×15mm 的低回声，形态不规则，界不清，边缘模糊，可见成角，内可见多发点状强回声；C. 肿块周边及内部可见丰富血流信号；D. 肿块质地较硬，弹性成像显示呈蓝色，覆盖整个肿块。

图 4-2-1 左乳伴大汗腺分化浸润性乳腺癌超声图像

◆ **乳腺 X 线检查**

左乳腺体呈不均质致密型，左乳外下象限不规则团块影，边界不清，内见多发泥沙样钙化（BI-RADS 4C 类，图 4-2-2）。

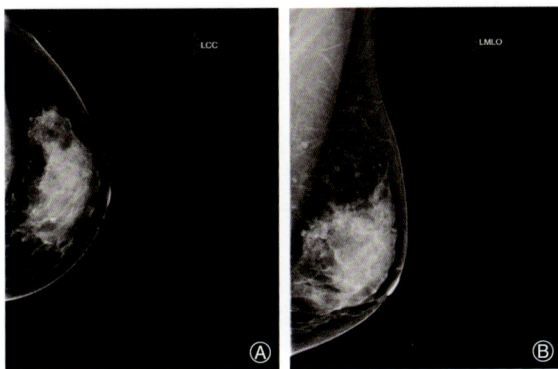

A. 左乳 X 线头尾位；B. 左乳 X 线内外侧斜位。左乳腺体呈不均质致密型，左乳外下象限见不规则团块影，边界不清，范围约 26mm×22mm，内见多发泥沙样钙化。

图 4-2-2 左乳伴大汗腺分化浸润性乳腺癌 X 线图像

◆ 乳腺 MRI 检查

左乳外下象限结节，内信号不均匀，病灶边界不清，边缘有少许毛刺，弥散受限，增强早期不均匀明显强化，呈流出型强化（BI-RADS 5 类，图 4-2-3）。

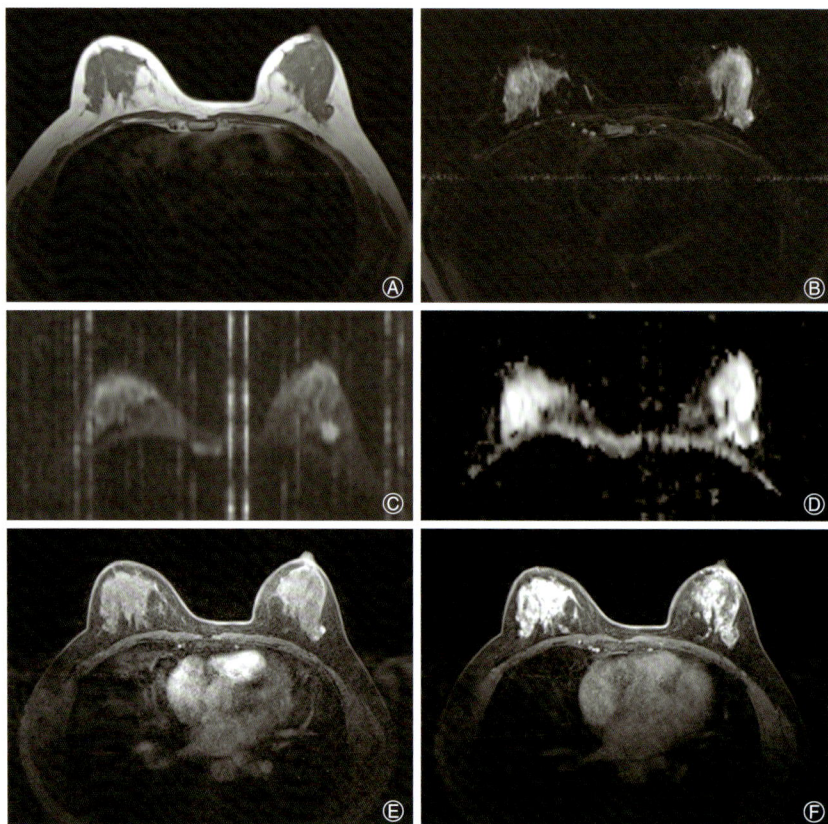

A. MRI 平扫 T_1WI；B. MRI 平扫 T_2WI+ 压脂；C. DWI 图，b 值 =1000；D. ADC 图；E. MRI 增强早期图；F. MRI 增强延迟期图。左乳外下象限见一结节状异常信号影，内信号不均匀，呈等略长 T_1、等略长 T_2 信号，大小为 16mm×12mm，病灶边界不清，边缘毛糙，见少许毛刺，DWI 呈高信号，ADC 呈低信号，增强早期不均匀明显强化，以病灶边缘结节状强化为著，延迟期强化幅度降低，呈流出型强化。

图 4-2-3　左乳伴大汗腺分化浸润性乳腺癌 MRI 图像

◆ 病理诊断

组织学类型：伴大汗腺分化的癌（图 4-2-4），部分为高级别大汗腺导管原位癌（约占 70%）。组织学分级：Ⅱ级。

脉管内癌栓（－），神经侵犯（－）。淋巴结转移情况（转移数 / 淋巴结总数）：左腋下前哨淋巴结 (0/4)。AR（＋）灶区，ER（－），PR（－），HER2（2+），Ki-67（+60%）。

◆ 病例解析

该患者无意中发现左侧乳房肿块，超声表现为不均匀低回声，形态不规则，界限不清，边缘模糊，可见成角，内可见点状强回声，内见丰富血流信号，弹性成像显示质地较硬，超声表现符合恶性肿瘤征象。X线表现为左乳腺体呈不均质致密型，左乳外下象限不规则团块影，边界不清，

图 4-2-4　左乳伴大汗腺分化浸润性乳腺癌病理图像

内见多发泥沙样钙化，与超声表现相互印证。磁共振表现为信号不均，病灶边界不清，边缘毛糙，见少许毛刺，DWI 呈高信号，ADC 呈低信号，增强早期不均匀明显强化，以病灶边缘结节状强化为著，延迟期强化幅度降低，呈流出型强化。三种检查方法互相补充，在术前基本明确恶性肿瘤的诊断，也为手术方案的制定提供可靠的依据。

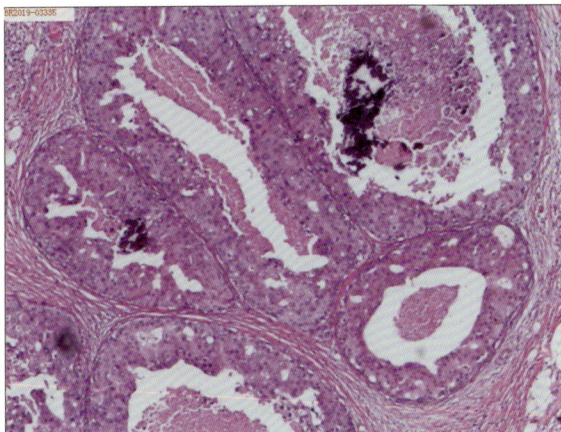

【左乳伴大汗腺分化浸润性乳腺癌病例 3】

视频 6　左乳伴大汗腺分化浸润性乳腺癌病例 3

◆ 病情简述

患者，女性，59 岁，就诊前 2 天无意中发现左乳房肿块，"花生米"大小，质地较硬，境界不清。

◆ 乳腺超声检查

左乳多发低回声，边界不清，部分可见点状强回声，肿块内可见血流信号，阻力指数较高，弹性成像显示质地较硬（BI-RADS 4A 类，图 4-3-1）。

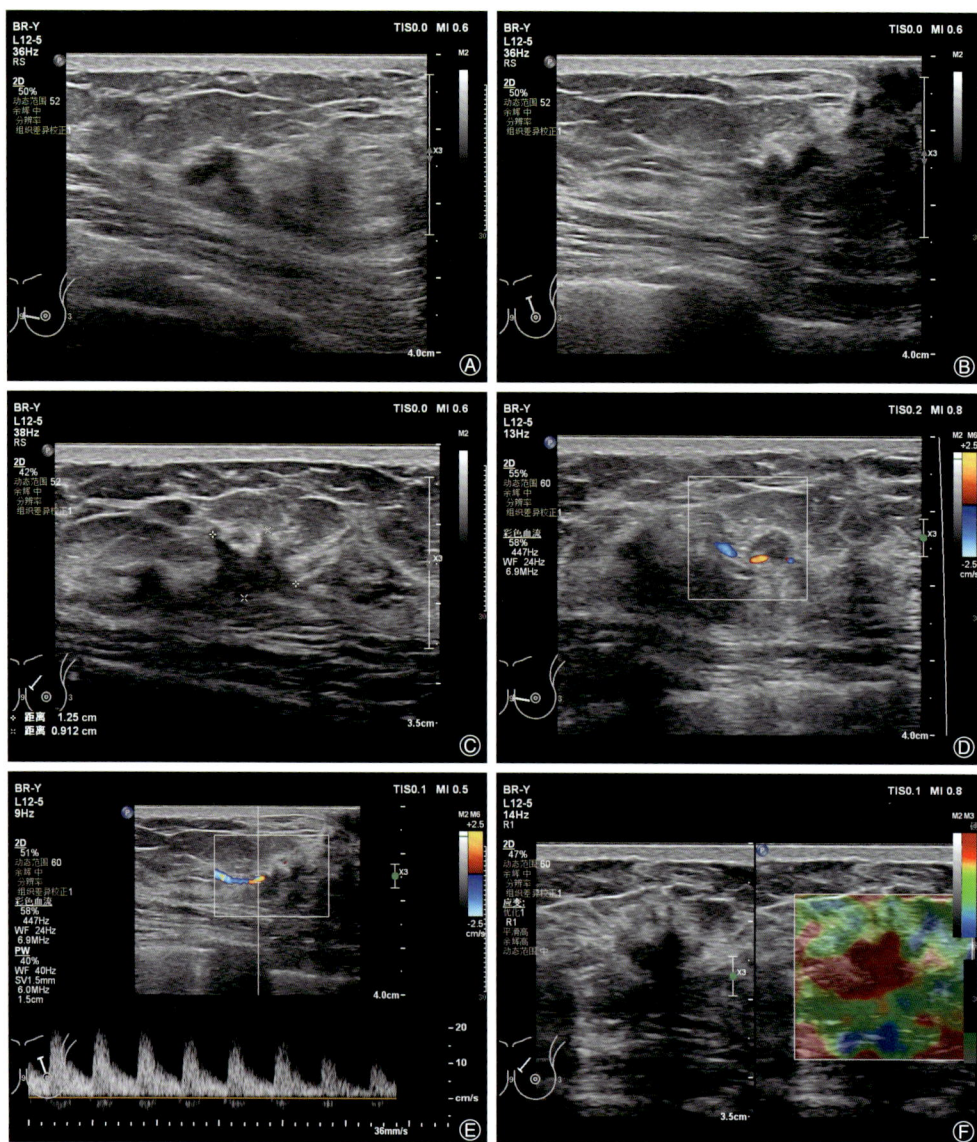

A、B. 左乳 9 点钟方向见 7mm×5m、7mm×6mm 的低回声，边界不清，边缘模糊，形态不规则，周边见高回声晕，沿导管走行；C. 左乳 10 点钟方向见 13mm×9mm 低回声，边界欠清，形态欠规则，局部成角，内血流信号不明显；D、E. 肿块周边见血流信号，阻力指数较高，0.75；F. 肿块质地硬，呈红色，且面积大于二维肿块范围。

图 4-3-1　左乳伴大汗腺分化浸润性乳腺癌超声图像

◆ **乳腺 X 线检查**

左乳增生改变，左乳内下象限多发钙化（BI-RADS 3 类，图 4-3-2）。

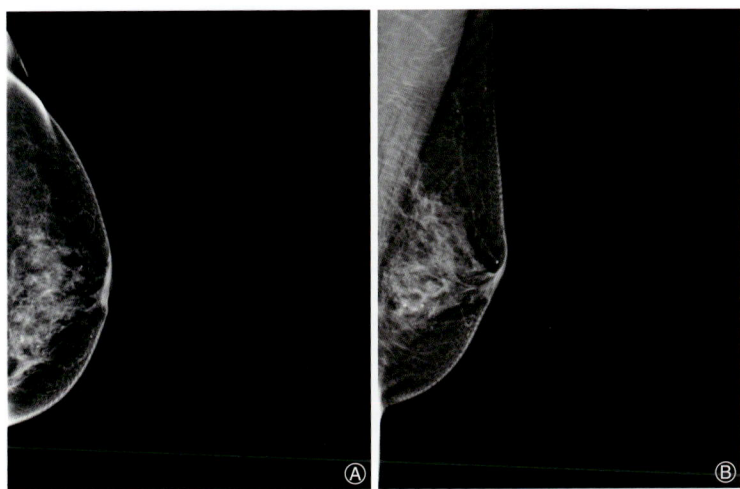

A. 左乳 X 线头尾位；B. 左乳 X 线内外侧斜位。左乳腺体对称分布，退化不良，呈团片状、结节状高密度影，边界欠清；左乳内下象限可见斑点状、结节状钙化，邻近腺体未见纠集。

图 4-3-2　左乳伴大汗腺分化浸润性乳腺癌 X 线图像

◆ 病理诊断

组织学类型：浸润性导管癌（伴大汗腺分化）（图 4-3-3）。组织学分级：Ⅲ级。

脉管内癌栓（－），神经侵犯（－），淋巴结转移情况（转移数 / 淋巴结总数）：左腋下前哨淋巴结（0/5）。AR（+90%），ER（－），PR（－），HER2（3+），Ki-67（+60%）。

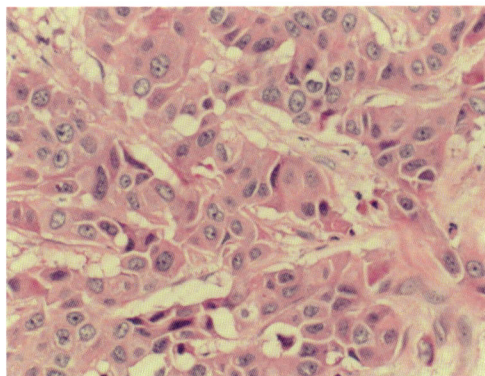

图 4-3-3　左乳伴大汗腺分化浸润性乳腺癌病理图像

◆ 病例解析

该患者无意中发现左乳房肿块，"花生米"大小，超声显示左乳多发低回声肿块，边界不清，肿块内部分可见点状强回声，部分可见血流信号，且阻力指数较高；弹性成像显示肿块质地较硬，提示恶性可能。但 X 线检查未见恶性征象，仅见良性钙化征象。这可能表明超声在部分伴大汗腺分化浸润性乳腺癌的检出率优于 X 线检查。这提示我们要综合分析，各种影像学方法相互补充，以提高检出率、减少误诊。

参考文献

[1] 胡蓉，王蓓，李菲，等 . 伴大汗腺分化的乳腺癌累及乳头 1 例 [J]. 中国医学影像技术，2020，36（8）：1206.

[2] Yang W, Zhu X. The introduction of 2012 WHO classification of tumours of the breast[J]. Zhonghua Binglixue Zazhi = Chin J Pathol, 2013, 42(2): 78−80.

[3] 冯桂英，钟婷婷，杨大艳，等 . 伴大汗腺分化浸润性乳腺癌的超声特征 [J]. 肿瘤影像学，2021，30（2）：78−81.

[4] 李鹏飞，王跃欣，张松，等 . 乳腺大汗腺癌的研究进展 [J]. 肿瘤研究与临床，2021，33（3）：229−232.

[5] Lee H, Kang SW, Lee JE, et al. Malignant apocrine lesions of the breast: multimodality imaging findings and biologic features[J]. J Breast Cancer, 2022, 25(6): 513−521.

[6] 钱福永，邵牧民，王玉梅，等 . 乳腺大汗腺癌临床和病理学特征研究 [J]. 中国医学创新，2014（22）：1−3，4.

[7] Hu T, Liu Y, Wu J, et al. Triple−negative apocrine breast carcinoma has better prognosis despite poor response to neoadjuvant chemotherapy[J]. J Clin Med, 2022, 11(6): 1607.

第五章

乳腺浸润性小叶癌

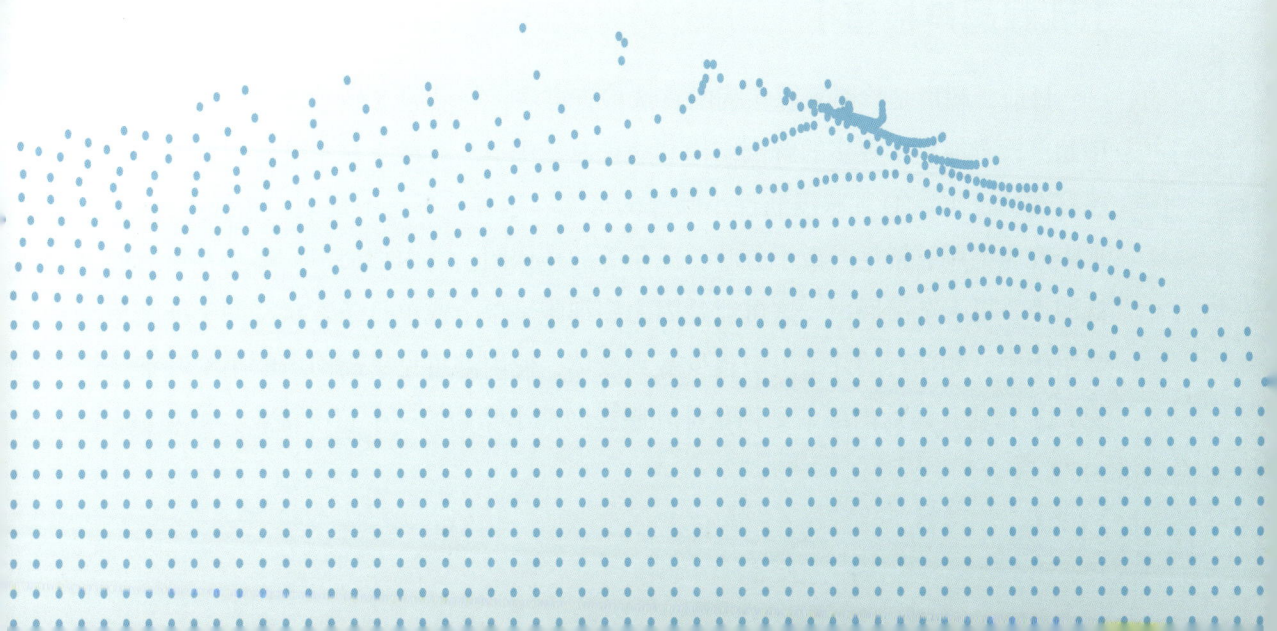

第一节 ≫

概　述

乳腺浸润性小叶癌（invasive lobular carcinoma，乳腺浸润性小叶癌）是仅次于乳腺浸润性导管癌（invasive ductal carcinoma，IDC）的乳腺癌组织学亚型，其具有独特的形态、分子学特征和生物学行为，发病率占乳腺癌的 5% ~ 15%。临床上，乳腺浸润性小叶癌主要发生于 50 ~ 60 岁绝经后女性，与乳腺浸润性导管癌相比，乳腺浸润性小叶癌体积偏大，常呈多中心及多灶性，双侧乳房受累比例及淋巴结转移率均较高[1]。Foote 和 Stewart[2] 于 1946 年首次提出经典的乳腺浸润性小叶癌，认为其病理特征为形态一致、肿瘤细胞较小、细胞侵犯间质为线样结构。根据 WHO（2012）乳腺肿瘤组织学分类，乳腺浸润性小叶癌可分为经典型、腺泡状型、实性型、小管状型、多形性和混合型。E- 钙黏着蛋白表达缺失是乳腺浸润性小叶癌最主要的分子特征，导致细胞间缺乏黏附性。乳腺浸润性小叶癌细胞呈现松散排列和单行线样结构，往往不破坏解剖结构或引起实质性结缔组织反应，因此临床上多表现为肿块边界不清，有时甚至仅表现为乳腺组织增厚[3]。弥漫性浸润生长方式给乳腺浸润性小叶癌的早期诊断及病变范围的准确评估带来了一定的挑战，需要联合多种影像学方法来提高诊断水平。

【乳腺超声检查】

目前，超声是诊断乳腺疾病的首选检查方法。与乳腺 X 线检查相比，高分辨率超声检查能显示更多的解剖结构和病理改变细节，有助于显示乳腺浸润性小叶癌存在的证据。①乳腺浸润性小叶癌的形态、边界：形态不规则、边缘不光整，常表现为毛刺、蟹足、微小分叶、成角等的声像图。②内部回声：多为不均匀的低回声，可夹杂高回声。这可能是因为癌细胞呈单个或单行条索状浸润于纤维结缔组织中，相伴行的纤维组织很少受到破坏，使内部可见呈高回声的正常纤维组织。③钙化：病灶内部少见钙化是乳腺浸润性小叶癌的一个超声特点。④血流：

相较于其他类型浸润性乳腺癌，乳腺浸润性小叶癌多表现为血流不丰富，这可能与乳腺浸润性小叶癌组织学分化较好有关，或与乳腺浸润性小叶癌病灶内胶原纤维成分比例高、病灶内回声及彩色多普勒血流信号衰减有关。研究表明，超声检查诊断乳腺浸润性小叶癌的灵敏度为 68% ～ 98%，其在鉴别多中心与多灶性乳腺浸润性小叶癌及评估肿块大小方面优于乳腺 X 线检查，但在判断腋窝淋巴结转移方面的灵敏度较低（约为 32%）[4]。

【乳腺 X 线检查】

乳腺结构紊乱、不对称致密影是乳腺浸润性小叶癌的 X 线主要表现。乳腺结构紊乱可能是因乳腺小梁局限性增粗且走行方向改变而发生的；不对称致密影是因为患侧乳腺呈片状浸润，无明确肿块或边界不清晰。乳腺浸润性小叶癌由于其病理特点，在生长过程中不会破坏正常的组织解剖结构，也难以诱发继发性纤维改变，且钙化相对少见，所以在临床诊断时无法触及肿块，或虽然能触及肿块但 X 线检查难以发现。研究表明，乳腺 X 线检查诊断乳腺浸润性小叶癌的灵敏度较低（57% ～ 81%），约 34.9% 的乳腺浸润性小叶癌患者病变仅在一个视图中可见，约 30.0% 的乳腺浸润性小叶癌患者乳腺 X 线检查结果为阴性[5]。故乳腺 X 线检查在诊断乳腺浸润性小叶癌方面存在一定的缺陷，需结合超声、MRI 等多种检查手段提高检测率。

【乳腺 MRI 检查】

MRI 检查诊断乳腺浸润性小叶癌的灵敏度较高（93% ～ 99%）[6]。不均匀肿块样强化、边缘不规则或呈毛刺状是乳腺浸润性小叶癌患者最常见的 MRI 表现；但有 20% ～ 40% 的乳腺浸润性小叶癌患者 MRI 表现为非肿块样强化，并呈线样、段样、区域或弥漫性分布[4]。乳腺 MRI 检查虽然灵敏度较高，但也有相应缺点：① 灵敏度过高导致特异性降低，有一定的假阴性，可能导致过度医疗。② MRI 在乳腺癌术前评估中尚有争议，担忧有降低保乳手术率的可能。③ 小叶癌组织学并不是 MRI 检查的应用指征，因此不建议对所有乳腺浸润性小叶癌患者常规使用 MRI 检查。2020 年美国国立综合癌症网络（National Comprehensive Cancer Network，NCCN）指南指出，对于体检、乳腺 X 线检查、乳腺超声检查等难以确定及充分评估的乳腺浸润性小叶癌，MRI 检查可能有益。

【乳腺浸润性小叶癌的治疗进展】

乳腺癌的手术治疗方式主要有保乳手术（breast-conserving surgery，BCS）、乳房切除术等。早期由于乳腺浸润性小叶癌特殊的浸润生长方式及多中心 / 多灶性表现，手术治疗方式以乳房切除术为主。近年研究表明，乳腺浸润性小叶癌与乳腺浸润性导管癌患者保乳手术后局部复发率无显著性差异[7]，行保乳手术与乳房切除术的患者术后生存率也无显著性差异[8]。相关指南建议的阴性切缘标准（即"切缘墨染无肿瘤细胞"）在乳腺浸润性小叶癌患者中同样适用且安全，而在手术时采用肿瘤整形技术（oncoplastic surgery，OPS）和残腔环切可进一步降低切缘阳性率，提高保乳成功率[9]。保乳手术是乳腺浸润性小叶癌患者较合适的治疗方式，且在手术时可酌情考虑采用肿瘤整形技术及残腔环切以提高保乳成功率。乳腺浸润性小叶癌的激素受体阳性率较高，所以内分泌治疗对于患者可能更为重要。而关于乳腺浸润性小叶癌患者术后是否需要辅助化疗、放疗，目前尚存在争议。

【乳腺浸润性小叶癌的预后】

乳腺浸润性小叶癌患者和乳腺浸润性导管癌患者的预后曾被认为总体相似，Yang 等[10]通过倾向评分匹配法，对乳腺浸润性小叶癌患者与乳腺浸润性导管癌患者进行匹配并中位随访 54 个月，发现乳腺浸润性小叶癌患者与乳腺浸润性导管癌患者的总体生存情况相似（$P=0.409$）；但在具有高风险特征的患者中，乳腺浸润性小叶癌患者的总体生存情况较差。乳腺浸润性小叶癌患者和乳腺浸润性导管癌患者的预后在一定程度上有区别，且即使采用与乳腺浸润性导管癌患者相同的治疗方案，乳腺浸润性小叶癌患者所获得的生存获益也并非如既往研究报道的那样良好。因此，有必要将乳腺浸润性小叶癌作为独立的临床实体进行特异性研究[11]。

第二节 ▶▶

乳腺浸润性小叶癌病例分析

【右乳浸润性小叶癌病例 1】

视频 7 右乳浸润性小叶癌病例 1

◆ 病情简述

患者，女性，48 岁，体检发现右乳肿物 2 周。

◆ 乳腺超声检查

右乳 10 点钟方向见片状低回声，边界不清，形态不规则，呈毛刺样，肿块周边见血流信号，弹性成像显示质地硬（BI-RADS 4B 类，图 5-1-1）。

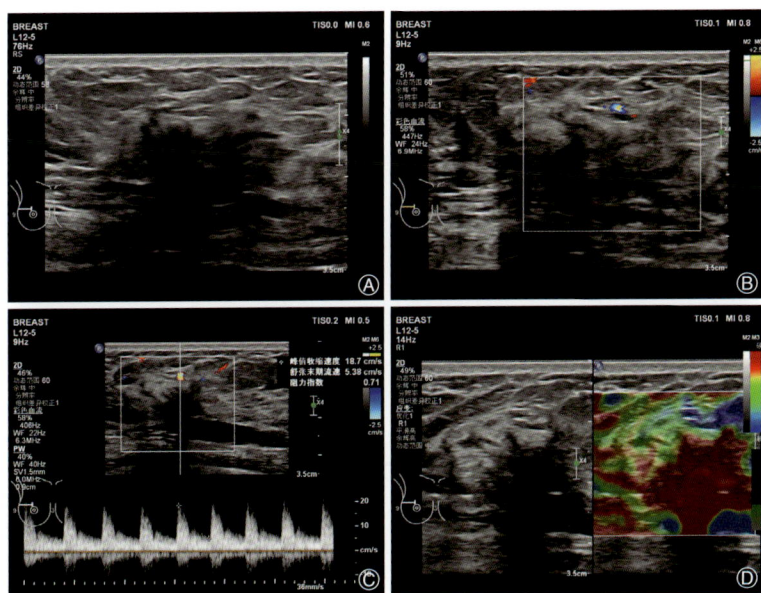

A. 右乳 10 点钟方向见片状低回声，范围约为 22mm×13mm×15cm，边界不清，边缘模糊，形态不规则，呈毛刺样，后方回声衰减；B、C. 肿块周边可见少许血流信号，阻力指数较高；D. 肿块质地较硬，呈红色，且红色部分面积大于二维上肿块面积。

图 5-1-1 右乳浸润性小叶癌超声图像

◆ 乳腺 X 线检查

右乳外上象限不对称致密影，边界不清，形态不规则（BI-RADS 4A 类，图 5-1-2）。

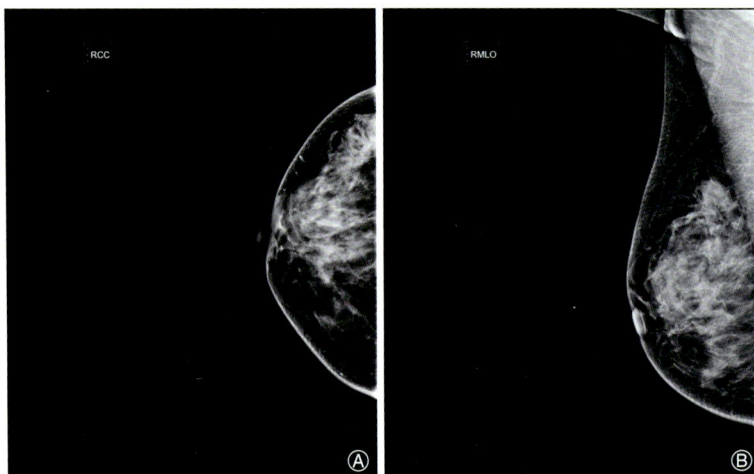

A. 右乳 X 线头尾位；B. 右乳 X 线内外侧斜位。右乳外上象限见不对称致密影，大小为 21mm×13mm，边界不清，形态不规则。

图 5-1-2　右乳浸润性小叶癌 X 线图像

◆ 病理诊断

（右乳肿块）浸润性小叶癌（图 5-1-3）。ER（+），强 80%；PR（+），中 - 强 80%；HER2（-）；Ki-67（+20%）。

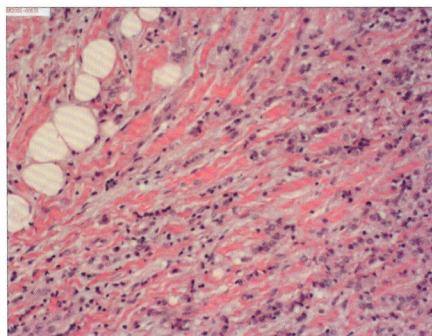

图 5-1-3　右乳浸润性小叶癌病理图像

◆ 病例解析

该患者体检发现右乳肿块，超声提示右乳 10 点钟方向片状低回声，边界不清，形态不规则，后方衰减明显，周边见少许血流信号，阻力指数较高，质地较硬，初步诊断为乳腺癌。但是肿块占位效应不太明显，低回声肿块内隐约可见腺体样回声，后方衰减过于明显，与硬化性腺病在声像图上难以鉴别。X 线检查也仅见右乳外上象限不对称致密影，没有钙化，没有明显包膜，这也较符合浸润性小叶癌的病理学特征。患者术前未行 MRI 检查。MRI 检查可以更全面地评估肿块的范围及腋窝淋巴结情况，为手术方式的选择提供依据。

【右乳浸润性小叶癌病例 2】

◆ 病情简述

视频 8 右乳浸润性小叶癌病例 2

患者，女性，56 岁，扪及右乳肿块 2 周，"鸡蛋"大小，质硬，边界不清，无压痛，皮肤色泽无改变。

◆ 乳腺超声检查

右乳 3 点钟方向见多个片状低回声，沿导管分布，边界不清，周边见高回声晕，腺体纠集，周边及内部可见血流信号。弹性成像显示质地较硬（BI-RADS 4B 类，图 5-2-1）。

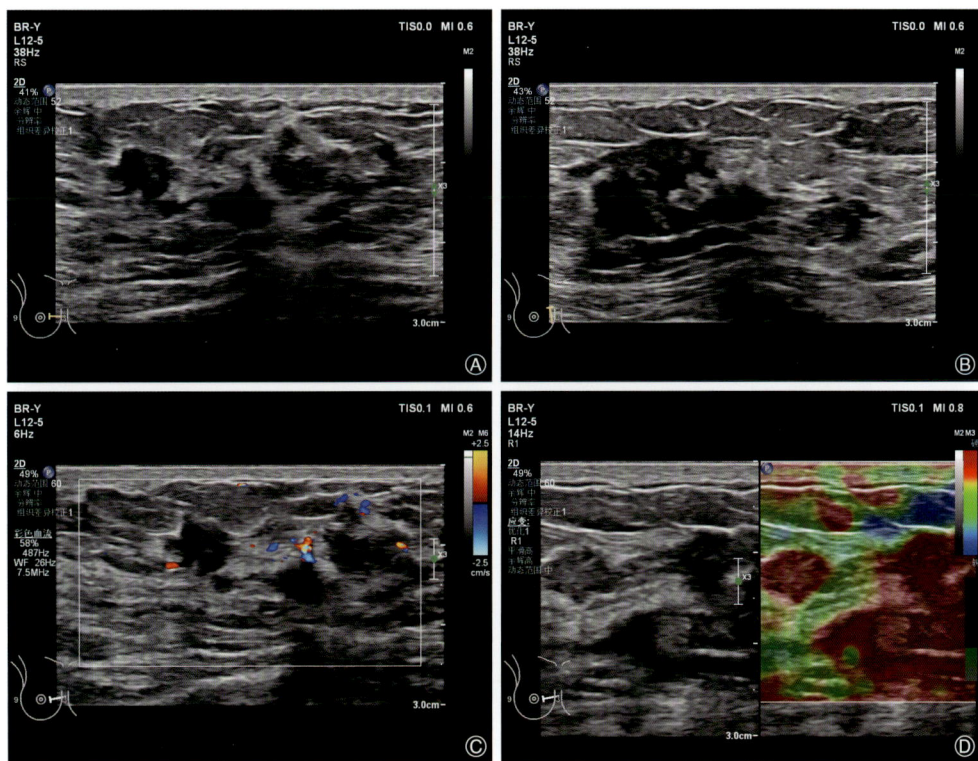

A、B. 右乳 3 点钟方向见多个片状低回声沿导管分布，融合呈团，范围约为 38mm×18mm，边界不清，形态不规则，局部成角及毛刺样改变，周边见高回声晕，腺体组织纠集；C. 肿块周边见血流信号；D. 肿块质地较硬，呈红色，且红色部分的面积接近二维上肿块的面积。

图 5-2-1　右乳浸润性小叶癌超声图像

◆ **乳腺 X 线检查**

右乳内侧象限腺体局部结构紊乱，右乳晕周围及内侧皮肤增厚（BI-RADS 0 类，图 5-2-2）。

◆ **乳腺 MRI 检查**

右乳 3 点钟方向片状不规则异常信号影，内信号不均匀，沿局部增粗导管分布，病灶边界欠清，弥散受限，增强早期呈非肿瘤样不均匀强化，呈平台型强化（BI-RADS 4C 类，图 5-2-3）。

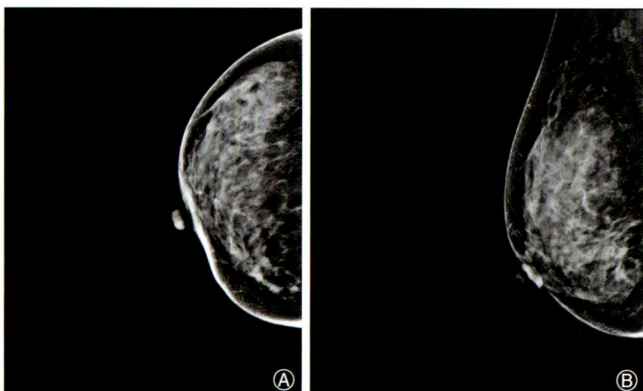

A. 右乳 X 线头尾位；B. 右乳 X 线内外侧斜位。右乳内侧象限腺体局部结构紊乱，右乳晕周围及内侧皮肤增厚。

图 5-2-2　右乳浸润性小叶癌 X 线图像

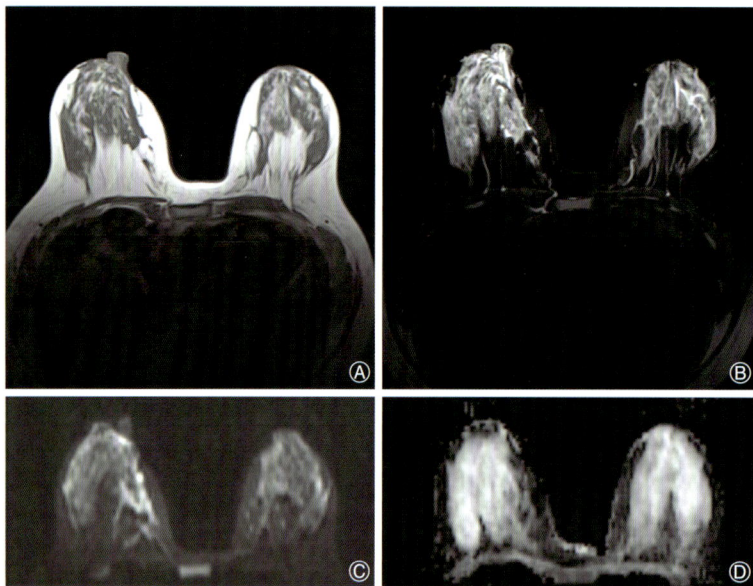

A. MRI 平扫 T_1WI；B. MRI 平扫 T_2WI+ 压脂；C. DWI 图，b 值 =1000；D. ADC 图；E. MRI 增强早期图；F. 动态增强病变时间信号强度曲线图。右乳 3 点中后带为主见片状不规则异常信号影，内信号不均匀，呈等 T_1、略长 T_2 信号，范围约为 57mm×21mm，沿局部增粗导管走行，病灶边界欠清，DWI 呈高信号，ADC 呈低信号，增强早期呈非肿瘤样不均匀强化，时间信号强度曲线呈平台型强化（MC 5）。

图 5-2-3　右乳浸润性小叶癌 MRI 图像

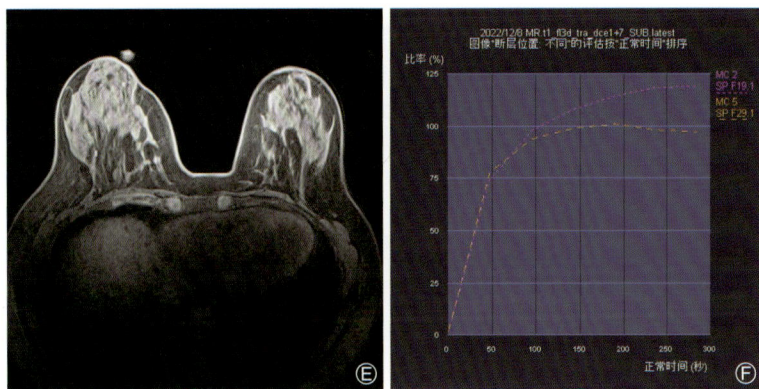

图 5-2-3（续）

◆ 病理诊断

组织学类型：浸润性小叶癌（图 5-2-4）。

脉管内癌栓（+），神经侵犯（－）。淋巴结转移情况（转移数/淋巴结总数）：（8/22）；其中腋窝淋巴结（6/18）；另送右前哨淋巴结 3 枚（1/3），右腋窝可疑肿大淋巴结（1/1）。免疫组化：浸润性癌，AR（+），ER

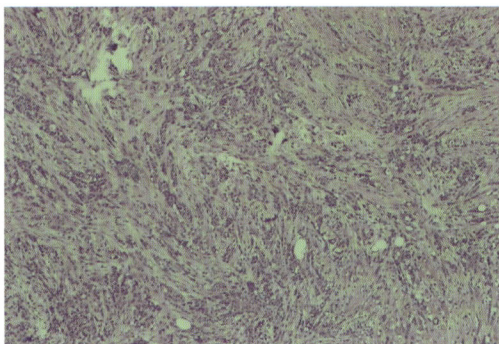

图 5-2-4　右乳浸润性小叶癌病理图像

（+90% 强），Ki-67（+10%），PR（+90% 强），HER2 BC（1+）。

◆ 病例解析

该患者为中年女性，自己扪及右乳肿块 2 周，超声和 MRI 图像均较为典型，超声显示右乳 3 点钟方向不规则多个片状低回声，沿着导管分布，边界不清，形态不规则。MRI 还显示肿块弥散受限，增强早期呈非肿瘤样不均匀强化，呈平台型强化，这些征象基本能在术前明确右乳恶性肿瘤，且 MRI 完整显示肿块范围，也为手术方式的选择提供了重要信息。但是，患者超声和 MRI 检查均未提示腋窝异常的淋巴结，而术后病理却显示多枚淋巴结转移，这是值得我们思考的。提高腋窝异常淋巴结的检出率也值得我们探索。此外，该患者 X 线检查仅提示右乳内侧象限腺体局部结构紊乱，右乳晕周围及内侧皮肤增厚，未能发现明确肿块，这可能与该患者腺体组织过于致密、肿块无法显示有关，这也是 X 线检查在致密性乳腺筛查中的一个弊端。因此，对于致密性乳腺患者的筛查，不能仅依赖 X 线检查，还需结合多种影像手段，以免发生漏诊。

【 左乳浸润性小叶癌病例 】

视频 9　左乳浸润性小叶癌病例

◆ 病情简述

患者，女性，58 岁，体检发现左乳肿块 10 天。

◆ 乳腺超声检查

左乳腺 2 点钟方向见低回声肿块，边界不清，形态不规则，周边导管扩张，肿块内可见簇状强回声，肿块边缘见丰富杂乱的血流信号，弹性成像显示质地较硬（BI-RADS 4C 类，图 5-3-1）。

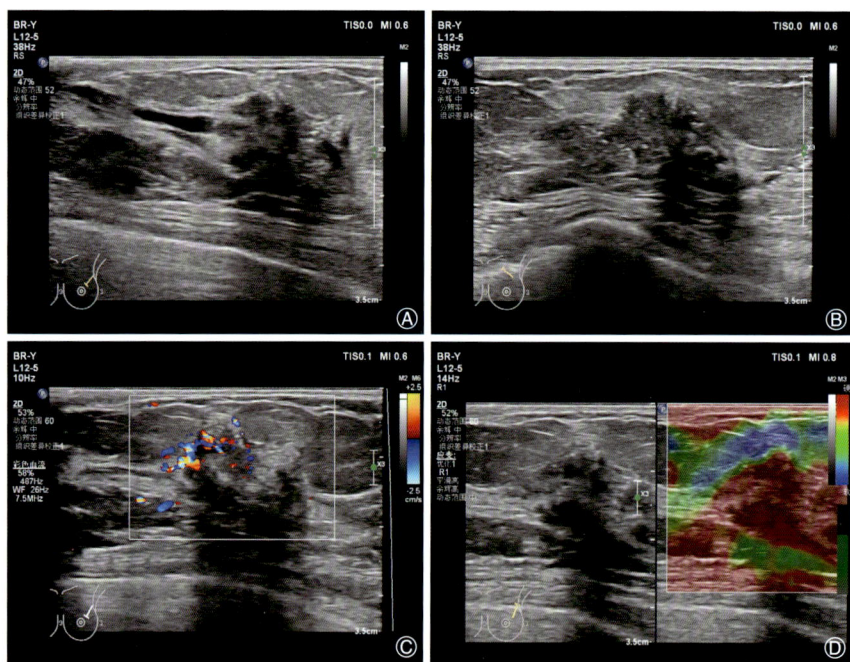

A、B. 左乳 2 点钟方向见低回声，大小为 27mm×14mm×19mm，边界不清，边缘模糊，形态不规则，呈毛刺样，内可见多发点状强回声，呈簇状分布，周边可见一支扩张导管延伸至乳头；C. 肿块边缘可见丰富杂乱的血流信号；D. 肿块质硬，呈红色，且红色部分面积大于二维上肿块面积。

图 5-3-1　左乳浸润性小叶癌病例超声图像

◆ 乳腺 X 线检查

左乳中偏外上象限不规则肿块，边缘浸润，边界不清，内密度不均匀伴多形性钙化，周围腺体纠集，邻近皮肤略增厚（BI-RADS 5 类，图 5-3-2）。

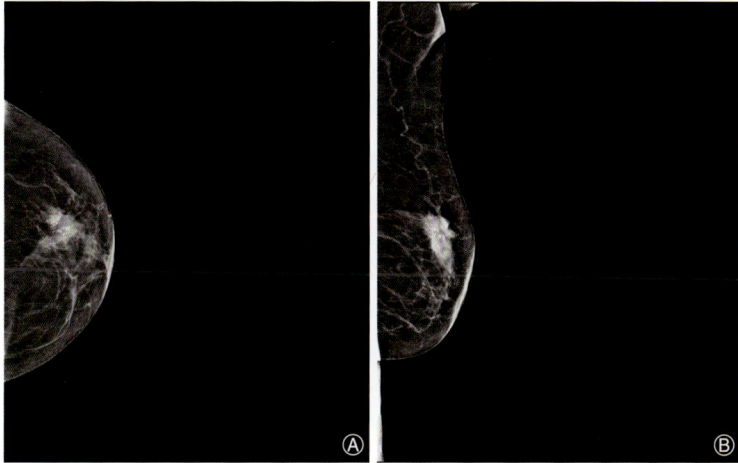

A. 左乳 X 线头尾位；B. 左乳 X 线内外侧斜位。左乳中偏外上象限见一稍高密度不规则肿块影，大小为 25mm×23mm，边缘浸润，边界不清，内密度不均匀伴多形性钙化，周围腺体纠集，邻近皮肤略增厚。

图 5-3-2　左乳浸润性小叶癌病例 X 线图像

◆ 病理诊断

组织学类型：浸润性癌，夹杂部分原位癌（约占 30%），结合免疫组化，考虑浸润性小叶癌，夹杂部分多形性小叶原位癌及少量高级别导管原位癌（图 5-3-3）。组织学分级：Ⅱ级。

脉管内癌栓（+），神经侵犯（-）。前哨淋巴结可见癌转移（1/5）；左乳癌腋窝淋巴结清扫标本未见癌转移（0/17）。Ki-67（+30%），AR（+70% 中），ER（克隆号 SP1）（-），GCDFP-15（+），Ki-67（+30%），CK5/6（-），D2-40（-），Her2 BC(4B5)（2+），p63+CK（pan）（- /+），GATA-3（+）。

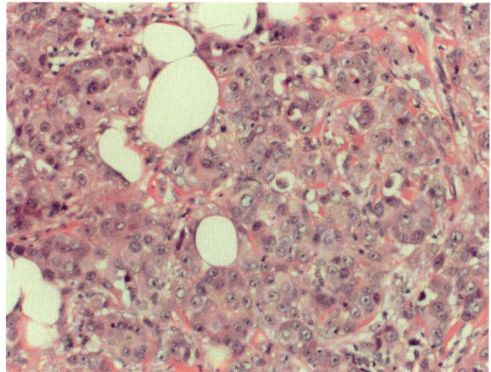

图 5-3-3　左乳浸润性小叶癌病理图像

◆ 病例解析

　　该患者体检发现左乳肿块 10 天,超声扫查显示左乳 2 点钟方向低回声占位,边界不清，形态不规则，内簇状钙化，周边导管扩张，肿块边缘血流信号丰富且杂乱，肿块质地也较硬，声像图表现符合乳腺癌征象，诊断基本明确。值得注意的是，术后病理提示前哨淋巴结转移，但是术前超声未发现异常的淋巴结，这也说明术前超声在对腋窝淋巴结的评估方面还有待提高。X 线检查也提示肿块内密度不均匀伴多形性钙化，周围腺体纠集，需要与单纯的导管原位癌鉴别。虽然超声和 X 线检查均提示肿块内有多发簇状钙化,但是该肿块占位效应明显,周围腺体纠集，单纯导管原位癌表现的弥漫性占位有所区别，最后的病理结果也提示乳腺浸润性小叶癌合并有高级别导管原位癌，两者在手术方式及后续治疗方案上有较大区别。

参考文献

[1] Christgen M, Steinemann D, Kühnle E, et al. Lobular breast cancer: clinical, molecular and morphological characteristics[J]. Pathol, Res Pract, 2016, 212(7): 583−597.

[2] Foote Fw Jr, Stewart Fw. A histologic classification of carcinoma of the breast[J]. Surgery, 1946, 19: 74−99.

[3] Luveta J, Parks RM, Heery DM, et al. Invasive lobular breast cancer as a distinct disease: implications for therapeutic strategy[J]. Oncol Ther, 2020, 8(1): 1−11.

[4] Morrow E, Lannigan A, Doughty J, et al. Population−based study of the sensitivity of axillary ultrasound imaging in the preoperative staging of node−positive invasive lobular carcinoma of the breast[J]. Brit J Surg, 2018, 105(8): 987−995.

[5] Johnson K, Sarma D, Hwang ES. Lobular breast cancer series: imaging[J]. Breast Cancer Res, 2015, 17(1): 94.

[6] Wong SM, Prakash I, Trabulsi N, et al. Evaluating the impact of breast density on preoperative MRI in invasive lobular carcinoma[J]. J Am Coll Surgeons, 2018, 226(5): 925−932.

[7] Braunstein LZ, Brock JE, Chen YH, et al. Invasive lobular carcinoma of the breast: local recurrence after breast-conserving therapy by subtype approximation and surgical margin[J]. Breast Cancer Res Tr, 2015, 149(2): 555-564.

[8] Yu TJ, Liu YY, Hu X, et al. Survival following breast-conserving therapy is equal to that following mastectomy in young women with early-stage invasive lobular carcinoma[J]. Eur J Surg Onc, 2018, 44(11): 1703-1707.

[9] Mukhtar RA, Wong J, Piper M, et al. Breast conservation and negative margins in invasive lobular carcinoma: the impact of oncoplastic surgery and shave margins in 358 patients[J]. Ann Surg Oncol, 2018, 25(11): 3165-3170.

[10]Yang C, Lei C, Zhang Y, et al. Comparison of overall survival between invasive lobular breast carcinoma and invasive ductal breast carcinoma: a propensity score matching study based on SEER database[J]. Front Oncol, 2020, 10: 590643.

[11] 樊紫瑜，房煊，张晟 . 乳腺浸润性小叶癌的临床病理特征、诊疗现状及展望 [J]. 中国全科医学，2021，24（30）：3806-3813，3820.

第六章

乳腺黏液癌

第一节 >>

概　述

乳腺黏液癌（mucinous breast carcinoma, MBC），又称乳腺胶样癌，是一种特殊类型的浸润性乳腺癌，其特点是肿瘤细胞可以在细胞内或细胞外分泌黏液。根据黏液成分所占的比例以及是否合并其他类型的肿瘤成分，乳腺黏液癌可分为单纯型乳腺黏液癌（pure mucinous breast carcinoma, PMBC）和混合型乳腺黏液癌（mixed mucinous breast carcinoma, MMBC）。发病患者多为年龄较大的绝经后妇女，较少见35岁以下患者发病。大部分患者以乳腺无痛性包块就诊，触诊质软，边界清，易被误诊为良性病变，其影像学表现与纤维腺瘤极为相似，易与乳腺良性病变混淆，临床上易误诊、漏诊。

【乳腺超声检查】

乳腺黏液癌可分泌较多黏液，导致肿瘤多呈膨胀性生长，大多数并不能显现出典型的细胞异型性，故超声表现多为形态规则、边界清晰、回声较均匀的肿块，超声诊断其敏感性较低[1]。乳腺黏液癌一般呈低回声，但因肿瘤内有大量黏液成分及纤维间隔，故内部回声多杂乱不均，有时可表现为等回声、高回声甚至夹杂着无回声区，亦或呈现出条状高回声与低回声相间的不均区，这也是乳腺黏液癌区别于其他肿瘤的特征性声像图表现之一[2]。另外，后方回声增强也是乳腺黏液癌特有的超声声像图特征，原因是肿瘤内部的黏液在声束穿过时会因回声的过补偿而发生增强[3]。而混合型乳腺黏液癌表现与典型乳腺癌类似，多为形状不规则、边界不清的肿块，内部可有微钙化，腋下可探及肿大淋巴结。

【乳腺 X 线检查】

乳腺黏液癌的 X 线表现与病理学分型关系密切，不同的病理学分型有不同的 X 线表现。单纯型乳腺黏液癌一般为圆形或椭圆形肿块，边缘锐利，边界清，因内含有大量黏液,相应的癌细胞含量较少,故 X 线检查呈低密度表现,与脂肪相似;若肿瘤内有出血,则可呈现高密度。位于腺体边缘的肿块可突入脂肪层内,造成邻近皮肤增厚、组织结构紊乱。偶可见钙化,多为形状不规则的粗大钙化。单纯型乳腺黏液癌总体表现类似良性病变,易被误诊为良性肿瘤[4]。混合型乳腺黏液癌特征与典型乳腺癌类似,呈浸润型增长,并发纤维组织增生,肿块形态不规则,边缘呈毛刺状,边界模糊不清,乳腺 X 线检查呈高密度表现。

【乳腺 MRI 检查】

单纯型乳腺黏液癌的 MRI 表现:①形态规则,多为圆形或类圆形,边界清晰,平扫 T_2WI 呈明显高信号;②ADC 值明显高于正常乳腺腺体,原因是肿瘤内黏液较多,T_2 的透射效应导致 DWI 呈高信号,水分子弥散不受限,ADC 不减低[5];③增强扫描可见不均匀强化,以边缘环形强化为主,动态增强 TIC 多为上升型曲线。

混合型乳腺黏液癌的 MRI 表现:①形态不规则,边缘模糊,可见毛刺征,T_2WI 呈混杂信号;②ADC 值可低于正常腺体;③增强扫描可见不均匀强化,以环形强化为主,动态增强 TIC 多为流出型、平台型。

【乳腺黏液癌的治疗进展】

单纯型乳腺黏液癌具有生长缓慢、侵袭性低、淋巴转移少的特点,故单纯型乳腺黏液癌主要的手术方式是保乳术 + 前哨淋巴结活检术(SLNB),术后辅助必要的化疗、放疗、内分泌治疗及靶向治疗,可以达到良好的治疗效果。该方法逐渐取代了传统的乳房改良根治术,当 SLNB(-)时,可避免不必要的腋窝淋巴结清扫,降低手术难度,减少术后并发症,提高患者生活质量[6]。混合型乳腺黏液癌患者较易发生腋窝淋巴结转移,一般仍采用保乳术 + 腋窝淋巴结清扫术或乳房改良根治术,术后辅以其他必要的综合治疗,降低患者复发的风险。

【乳腺黏液癌的预后】

与非乳腺黏液癌相比,乳腺黏液癌的 HER2 表达率低,ER 阳性率高,淋巴结转移率低,TNM 分期多处于Ⅰ、Ⅱ期,故预后较好,且单纯型乳腺黏液癌预后好于混合型乳腺黏液癌[7]。腋窝淋巴结转移是影响乳腺黏液癌最重要的预后因素之一。Saverio 等[8] 回顾性分析了 1.14 万名单纯型乳腺黏液癌患者，发现预后较差的患者几乎都存在腋窝淋巴结转移，但只占总观察患者的 12%，腋窝淋巴结转移可以作为一个独立影响因素来判断乳腺黏液癌预后。

第二节

乳腺黏液癌病例分析

【左乳黏液癌病例 1】

视频 10　左乳黏液癌病例 1

◆ 病情简述

患者，女性，80 岁，体检发现左乳肿块 2 天，"鸡蛋"大小，质地中等，边界尚清。

◆ 乳腺超声检查

左乳 3 点钟方向呈等回声，形态欠规则，边界欠清，内见粗大强回声，内部可见血流信号，弹性成像显示质地较硬（BI-RADS 4C 类，图 6-1-1）。

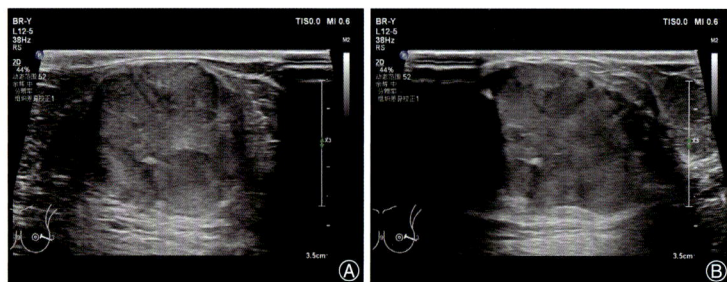

A、B. 左乳 3 点钟方向见等回声，大小为 30mm×26mm×28mm，边界欠清，形态欠规则，内回声欠均，可见条状高回声与低回声相间，可见粗大强回声，后方回声增强；C. 肿块内见较丰富血流信号；D. 肿块质地较硬，大部分呈红色。

图 6-1-1　左乳黏液癌超声图像

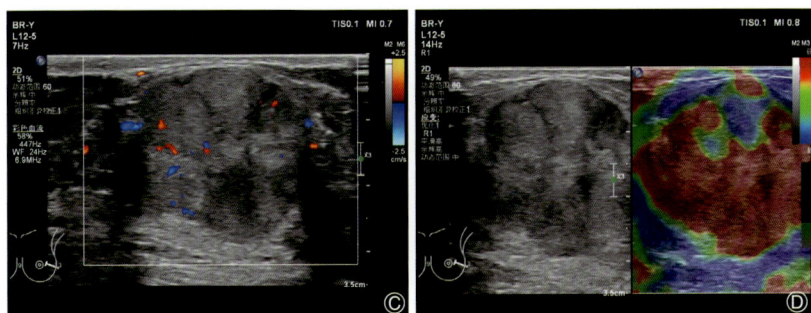

图 6-1-1（续）

◆ 乳腺 X 线检查

左乳晕区较高密度肿块，边缘多发小分叶，边界尚清，内密度不均匀，见细点状钙化（BI-RADS 4C 类，图 6-1-2）。

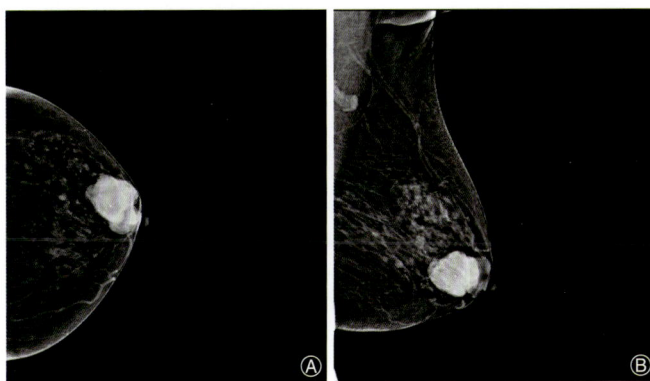

A. 左乳 X 线头尾位；B. 左乳 X 线内外侧斜位。左乳晕区见一较高密度卵圆形肿块影，大小为39mm×33mm×28mm，边缘多发小分叶，边界尚清，内密度不均匀，可见细点状钙化。

图 6-1-2　左乳黏液癌 X 线图像

◆ 病理诊断

组织学类型：黏液癌，富于细胞型（图 6-1-3）。脉管内癌栓（－），神经侵犯（－）。保乳手术切缘情况：皮下切缘（－），上切缘（－），下切缘（－），内切缘（－），外切缘（－），乳头未见癌累及。淋巴结转移情况（转移数 / 淋巴结总数）：送检左腋下前哨淋巴结未见癌转移（0/3）。

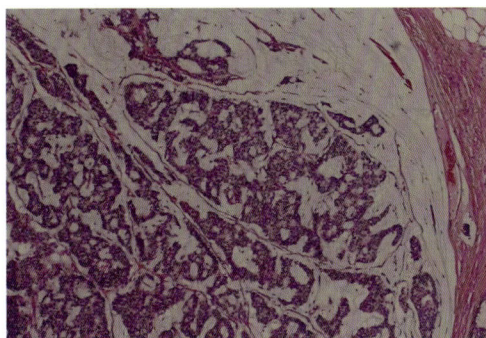

图 6-1-3　左乳黏液癌病理图像

◆ 病例解析

　　该患者为老年女性，体检发现左乳肿块，"鸡蛋"大小，体表可触及。超声表现为一形态欠规则、边界欠清的中等回声肿块，不具备典型恶性肿瘤征象，虽肿块内探及钙化，也非典型的簇状钙化，而是粗钙化，极易被误诊为纤维腺瘤或其他良性肿瘤。但仔细分析该肿块的特征，还是与乳腺良性肿瘤有不同之处。首先，均质的中等回声，肿块后方的回声增强，这是与纤维腺瘤明显不同之处，却是黏液癌的特异性表现。其次，肿块内部的血流信号也较纤维腺瘤丰富。再结合患者的年龄，不能轻易诊断纤维腺瘤。患者 X 线检查进一步印证了超声诊断，边缘多发小分叶，内密度不均且有钙化。对于较少见的特殊类型乳腺癌，我们需谨记其典型的影像学图像和特性，方能很好地做出诊断和鉴别诊断。

【左乳黏液癌病例 2】

◆ 病情简述

视频 11　左乳黏液癌病例 2

　　患者，女性，75 岁，体检发现左乳肿块 4 天。

◆ 乳腺超声检查

　　左乳 2 点钟方向见高回声，形态不规则，边界欠清，后方回声增强，内可见数个点状强回声，零星可见点状血流信号，弹性成像显示质地偏硬（BI-RADS 4C 类，图 6-2-1）。

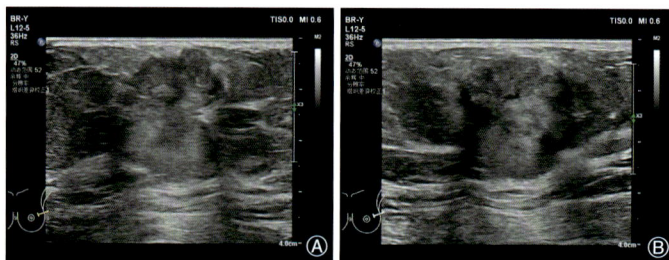

A、B. 左乳 2 点钟方向见高回声，大小为 24mm×27mm×28mm，边界欠清，边缘模糊，形态不规则，纵横比 > 1，后方回声增强，内见数个点状强回声；C. 肿块内零星见点状血流信号；D. 肿块质地偏硬，绝大部分呈红色。

图 6-2-1　左乳黏液癌超声图像

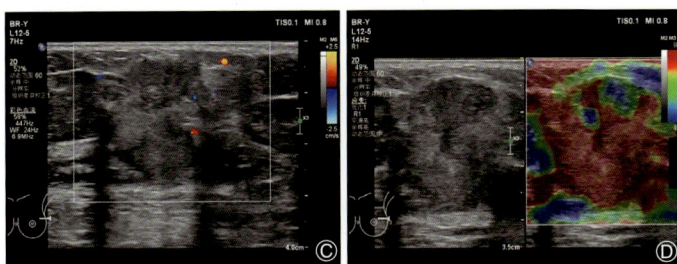

图 6-2-1（续）

◆ 乳腺 X 线检查

左乳外上象限较高密度不规则肿块，呈分叶状，边界欠清，内密度欠均匀（BI-RADS 4C 类，图 6-2-2）。

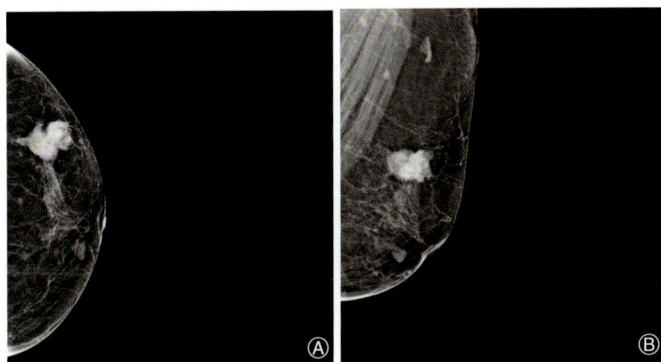

A. 左乳 X 线头尾位；B. 左乳 X 线内外侧斜位。左乳外上象限见一较高密度不规则肿块影，大小为 29mm×22mm，呈分叶，边界欠清，内密度欠均匀。

图 6-2-2　左乳黏液癌 X 线图像

◆ 病理诊断

组织学类型：大部分为黏液癌，富于细胞型（图 6-2-3）；部分为微乳头状癌形态；小部分浸润性导管癌。脉管内癌栓（＋），神经侵犯（－）。保乳手术切缘情况：表面切缘（－），上切缘（－），下切缘（－），内切缘（－），外切缘（－），基底切缘（－）。淋巴结转移情况（转移数／淋巴结总数）：送检左腋下前哨淋巴结未见癌转移（0/3）。

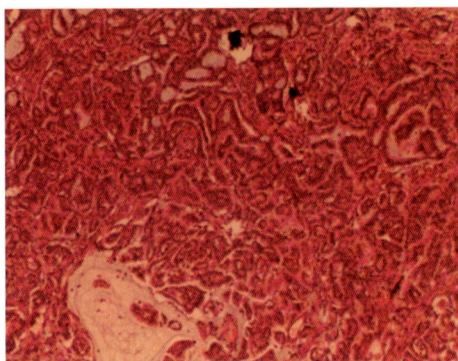

图 6-2-3　左乳黏液癌病理图像

◆ 病例解析

该病例为老年患者，体检发现肿块体积较大，肿块形态不规则，边界较模糊，与周围组织混杂，分界不清，且肿块局部可见腺体纠集，生长方式也趋向于垂直生长，肿块内部还探及微钙化，故诊断乳腺癌证据充分。较为均质的高回声及肿块后方的回声增强，也使我们较易考虑到乳腺黏液癌的诊断。因肿块较大，内部出现了小片状的液化性坏死区，且肿块局部可见腺体纠集，这可能与肿块合并浸润性导管癌的成分有关。X线表现为高密度不规则肿块，可见分叶，内密度不均，边界欠清，未探及明显钙化影。尽管X线对微钙化的显示相较于超声更敏感，但超声诊断依然明确，X线检查进一步明确诊断，两者相得益彰。

【右乳黏液癌病例】

视频12　右乳黏液癌病例

◆ 病情简述

患者，女性，83岁，体检发现右乳肿块2天。

◆ 乳腺超声检查

左乳9点钟方向见低回声，形态不规则，边界不清，内可见数个点状强回声，内部可见丰富血流信号，弹性成像显示质地硬（BI-RADS 4C类，图6-3-1）。

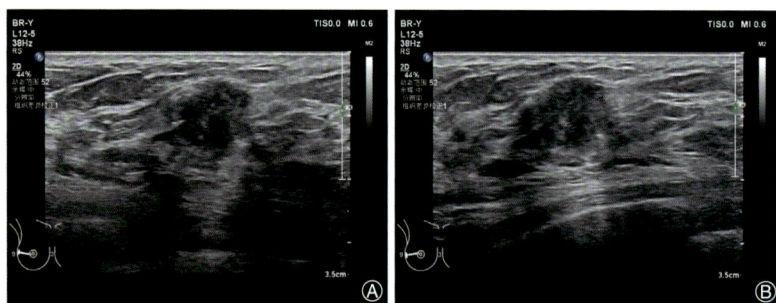

A、B. 右乳9点钟方向见低回声，大小为15mm×13mm×10mm，边界不清，边缘模糊，形态不规则，包膜不明显，内可见数个点状强回声，后方回声增强；C. 肿块内部及周边见丰富血流信号；D. 肿块质地硬，呈红色，且红色部分的面积超过二维肿块的面积。

图6-3-1　右乳黏液癌超声图像

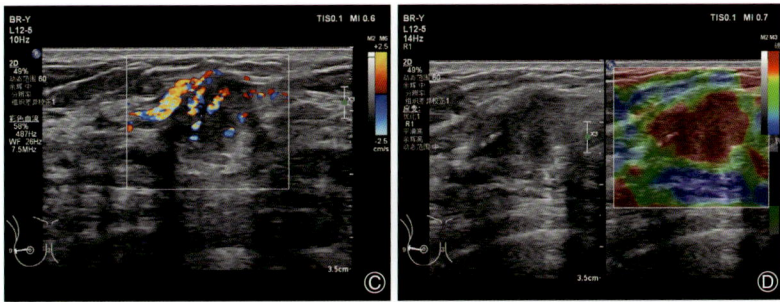

图 6-3-1（续）

◆ 乳腺 X 线检查

右乳 9 点钟方向见稍高密度不规则肿块，呈小分叶，边界不清，内密度不均匀，可见点状钙化（BI-RADS 4C 类，图 6-3-2）。

◆ 乳腺 MRI 检查

右乳 9 点钟方向可见软组织肿块，内信号不均匀，病灶边界欠清，呈分叶状，弥散未受限，增强早期明显强化，呈流出型强化（BI-RADS 4C 类，图 6-3-3）。

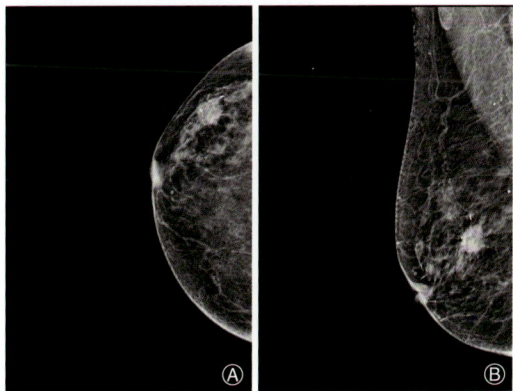

A. 右乳 X 线头尾位；B. 右乳 X 线内外侧斜位。右乳 9 点见一稍高密度不规则肿块影，大小为 12mm×14mm，可见小分叶，边界不清，内密度不均匀，可见点状钙化。

图 6-3-2　右乳黏液癌 X 线图像

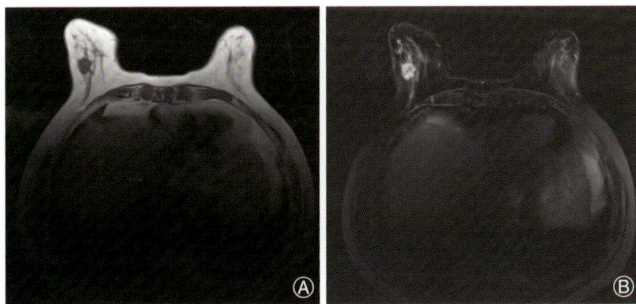

A. MRI 平扫 T_1WI；B. MRI 平扫 T_2WI；C. DWI 图，b 值 =1000；D. ADC 图；E. MRI 增强早期图；F. MRI 增强延迟期图。右乳 9 点钟方向见一软组织肿块，呈等 T_1、略长 T_2 信号，内信号不均匀，其内可见弯条状短 T_2 信号，病灶边界欠清，呈分叶状，大小为 15mm×18mm，DWI 呈明显高信号，ADC 值较高（T_2 透射效应），增强早期明显强化，延迟期强化幅度减低，呈流出型强化。

图 6-3-3　右乳黏液癌 MRI 图像

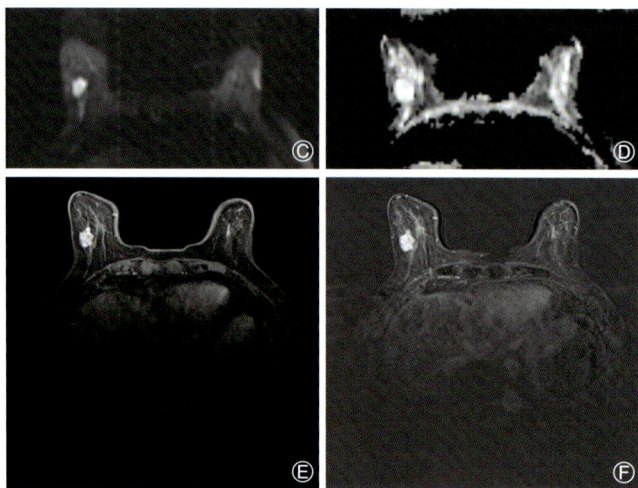

图 6-3-3（续）

◆ **病理诊断**

组织学类型：黏液癌（图 6-3-4）。脉管内癌栓（－），神经侵犯（－），乳头（－），皮肤（－），基底（－），其余象限乳腺组织（－）。淋巴结转移情况（转移数 / 淋巴结总数）：送检右腋下前哨淋巴结未见癌转移（0/1）。

◆ **病例解析**

该患者肿块体积不大，但位置表浅，超声易扫查，超声表现形态不规则，边界不清，其内可见多发点状强回声，肿块周边及内部可见丰富血流信号，且二维图像可见该肿块趋向于垂直生长方向，以上表现均符合典型乳腺癌征象，故不难做出恶性肿瘤的诊断。X 线检查提示该肿块呈小分叶状，点状钙化且密度不均，此表现亦可明确诊断恶性肿瘤。MRI 所见肿块增

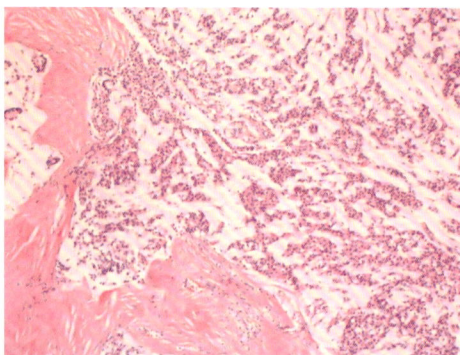

图 6-3-4 右乳黏液癌病理图像

强早期明显强化，且呈流出型强化，DWI 呈明显高信号，T_2 透射效应明显使得 ADC 值偏高，MRI 所见更符合黏液癌表现，且可以明确肿块与周围组织的关系，可以为下一步手术提供更为准确的信息。

参考文献

[1] 信敬平. 不同病理类型乳腺粘液癌的超声诊断及临床病理特征分析 [D]. 济南：山东大学，2024.

[2] 向素芳，邓立强，蔡志清，等. 乳腺粘液癌 30 例的超声图像分析 [C]. 中国超声医学工程学会. 中国超声医学工程学会第十一届全国超声医学学术大会论文汇编. 2012: 2.

[3] 陶玲玲，唐蕾，王怡，等. 乳腺黏液腺癌超声诊断价值探讨 [J]. 中国超声医学杂志，2012，28（12）：1072-1075.

[4] 陈志华，苏伟，向述天，等. 乳腺粘液癌钼靶诊断 [J]. 中国临床实用医学，2010（11）：212-213.

[5] 刘佩芳，尹璐，牛昀，等. 乳腺黏液腺癌 MRI 表现特征及其与病理对照研究 [J]. 中华放射学杂志，2009（5）：470-475.

[6] Erhan Y, Ciris M, Zekioglu O, et al. Do clinical and immunohistochemical findings of pure mucinous breast carcinoma differ from mixed mucinous breast carcinoma ? [J]. Acta Chirurgica Belgica, 2009, 109(2): 204-208.

[7] Park S, Koo J, Kim JH, et al. Clinicopathological characteristics of mucinous carcinoma of the breast in Korea: comparison with invasive ductal carcinoma-not otherwise specified[J]. J Korean Med Sci, 2010, 25(3): 361-368.

[8] Saverio SD, Gutierrez J, Avisar E. A retrospective review with long term follow up of 11,400 cases of pure mucinous breast carcinoma[J]. Breast Cancer Res Tr, 2008, 111(3): 541-547.

◆ 第七章

乳腺化生性癌

第一节 》

概　述

乳腺化生性癌（metaplastic carcinoma of the breast，MBC）是一种罕见的异质性原发性乳腺癌，占所有乳腺癌的1%。2012年，世界卫生组织（WHO）将乳腺化生性癌定义为：肿瘤性腺上皮分化出鳞状上皮和（或）间叶样成分特征，包括但不局限于梭形细胞、软骨细胞、骨细胞和横纹肌细胞。根据乳腺肿瘤组织学，乳腺化生性癌可分为以下七种类型：低级别腺鳞癌、纤维瘤样化生性癌、鳞状细胞癌、梭形细胞癌、伴间叶分化的化生性癌、混合性化生性癌和肌上皮癌。在亚洲地区，多见鳞状细胞癌。患病多为绝经后妇女，平均发病年龄大于50岁。临床上，患者常因"触及无痛性肿块"就诊，其无明显特殊性，少见淋巴转移，预后差，复发率高。

【乳腺超声检查】

乳腺化生性癌的超声表现具有可变性，恶性征象常不典型。声像图多表现为平行生长（大量低分化肿瘤细胞于短时间内快速增殖，尚未导致肿瘤前后径发生明显变化）的低回声，形态不规则、边界不清晰、边缘模糊或有毛刺，内部可存在不同程度的钙化（无钙化、微小钙化、不规则钙化甚至多形性钙化），肿块后方回声无改变或增强，阻力指数 > 0.7[1]。部分乳腺化生性癌的表现需与良性病变鉴别，例如边缘清晰、形态规则呈圆形或分叶状，肿块内部也可因肿瘤生长过快、滋养血管相对不足而呈现囊实性或类囊性回声[2]。

【乳腺 X 线检查】

乳腺化生性癌因组织结构特殊，有多种不同的亚型，X线检查所见呈现多样化的特点，常表现为不规则高密度团块，边缘模糊，常不伴钙化，或伴粗大 / 细

沙样钙化 [3]。部分乳腺化生性癌也可表现为边界清楚的圆形或卵圆形团块，具有偏良性肿瘤的特点。

【乳腺 MRI 检查】

MRI 可利用多种成像序列对目标进行定性分析，且 MRI 不受扫查深度的影响，其对于乳腺深部肌层的改变较超声敏感，可有效识别皮肤增厚，以及肿块与周围组织分界的情况。乳腺化生性癌的 MRI 多见圆形、卵圆形或不规则肿块，分叶少，边界清晰或大部分清晰 [4]，表现为 T_2WI 中等到高信号，T_1WI 等信号，边缘不光整呈毛刺样，增强后病灶多为不均匀强化和环形强化，时间信号强度曲线大部分为廓清型，部分为平台型。部分学者认为鳞状细胞癌亚型具有恶性肿瘤的形态学特点，梭形细胞癌表现更接近良性特征 [5]。

【乳腺化生性癌的治疗进展】

乳腺化生性癌尚无标准化治疗方案，其主要的治疗方法仍然是手术治疗、化疗和放疗 [6]。对于大病灶的术式选择，临床倾向于改良根治术，术后 2～5 年的局部复发率为 35%～62% [7]。但据统计，保乳术和根治术的患者术后生存率未见明显差异。

【乳腺化生性癌的预后】

乳腺化生性癌有增殖性较高、分化差等侵袭性行为 [8]，常在无淋巴转移的情况下出现远处转移，最常见转移至肺脏、脾脏、脑与骨骼等。90% 以上的乳腺化生性癌表现为三阴性乳腺癌，但患者的生存较传统的三阴性乳腺癌差，复发率更高，总生存期更低。乳腺化生性癌的 5 年无病生存率为 21%～74.4%，5 年总生存率为 48.2%～72.8% [9]。乳腺化生性癌的恶性程度与肿块大小、生长速度和肿瘤的转移方式有关。

第二节

乳腺化生性癌病例分析

【右乳化生性癌病例】

◆ 病情简述

患者，女性，38 岁，扪及右乳肿块 1 周，"鸡蛋"大小，触诊肿物质韧，境界尚清，无压痛，皮肤色泽无改变。

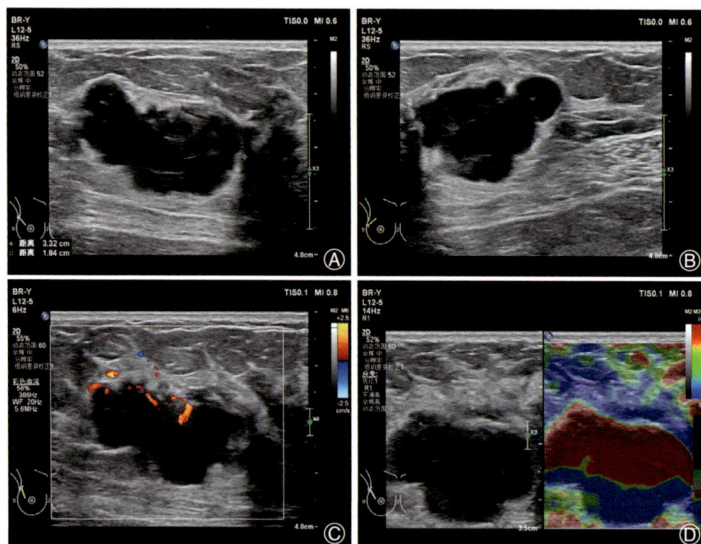

◆ 乳腺超声检查

右乳 10 点钟方向见极低回声，呈分叶状，边缘锐利，肿块边缘见较丰富血流信号，弹性成像显示质地较硬（BI-RADS 4B 类，图 7-1-1）。

A、B. 右乳 10 点钟方向见大小为 33mm×16mm×18mm 的极低回声，边界欠清，边缘锐利，形态不规则，呈分叶状，平行生长，内回声不均，见条索状高回声；C. 肿块边缘见较丰富条状血流信号；D. 肿块质地较硬，呈红蓝相间，且大部分呈红色。

图 7-1-1　右乳化生性癌超声图像

◆ 乳腺 X 线检查

右乳外上象限见局部非对称性致密影，边界不清，内密度不均匀 (BI-RAD S4A 类，图 7-1-2)。

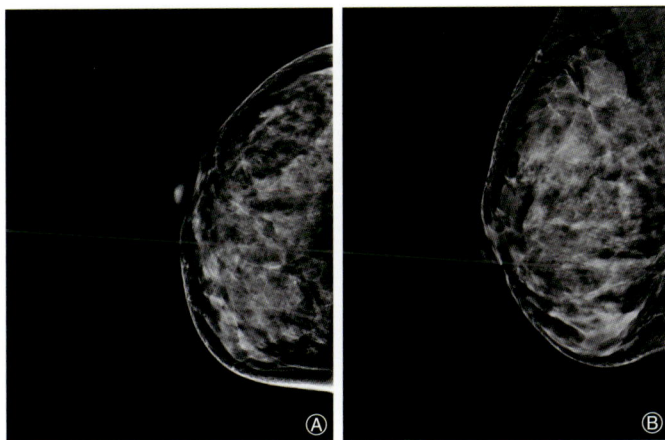

A. 右乳 X 线头尾位；B. 右乳 X 线内外侧斜位。右乳外上象限局部非对称性致密影，范围约为 34mm×23mm，边界不清，内密度不均匀。

图 7-1-2　右乳化生性癌乳腺 X 线图像

◆ 病理诊断

组织学类型：化生性癌，未见明确脉管及神经侵犯（图 7-1-3）。上切缘、下切缘、内切缘、外切缘、表面切缘及基底切缘均未见癌累及。右前哨淋巴结 3 枚，未见累及。

免疫组化：CD20(−)，Ki-67(+70%)，Bcl-2 (−)，Bcl-6 (−)，C-myc (+70%)，Mum-1 (−)，CD10 (−)，CD3 (−)，CD5 (−)，EBER (−)，CD30 (−)，

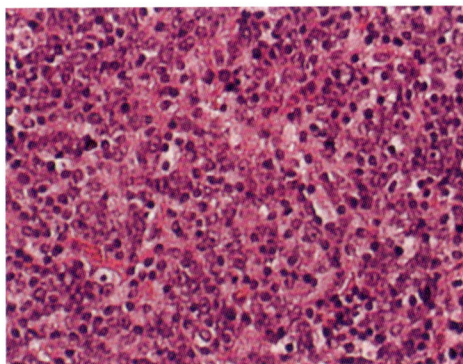

图 7-1-3　右乳化生性癌病理图像

CD79a (−)，CAM5.2 (+) 部分区，PAX-5 (−)，Syn (+ 局灶)，CgA (−)，AL-K (−)，Cyclin-DI (−)，ER (−)，Ki-67 (+70%)，CK5/6 (−)，PR (−)，HER2 BC (2+)，GATA-3 (+ 弱)，P53 (3+ 弥漫强)，CK(pan)(+ 弱部分区)，P40 (−)，Vimentin (+)，S-100 (−)，SOX-10 (+)，CD34(−)，Calponin (−)，CD23 (−)，CD21 (−)，MPO (−)，TdT (−)。

◆ 病例解析

该患者为年轻女性，无意中发现右乳肿块，超声显示肿块呈极低回声，分叶状，平行生长，内见条索样高回声，肿块边缘见较丰富血流信号。虽然该肿块没有典型乳腺癌的毛刺、钙化、腺体纠集等表现，声像图甚至类似于乳腺良性肿瘤，但是该肿块极低回声，明显低于周边腺体组织，肿块边缘锐利，血流信号较丰富，弹性成像显示质较硬，这些征象提示我们提高警惕，给予 BI-RADS 4B 类的诊断，与病理结果基本一致。该患者的乳腺 X 线检查仅提示右乳外上象限局部非对称性致密影，没有特异性征象，这可能与年轻女性腺体致密有关。相比而言，超声对软组织的分辨率明显高于 X 线。

【左乳化生性癌病例 1】

视频 14　左乳化生性癌病例 1

◆ 病情简述

患者，女性，52 岁，扪及左乳肿块 1 个月，"小核桃"大小，触诊肿物质硬，界限不清。

◆ 乳腺超声检查

左乳 10 点钟方向见极低回声，边界不清，边缘模糊，周边软组织水肿，内见穿支血流，弹性成像显示质地较软，周围组织质硬（BI-RADS 4C 类，图 7-2-1）。

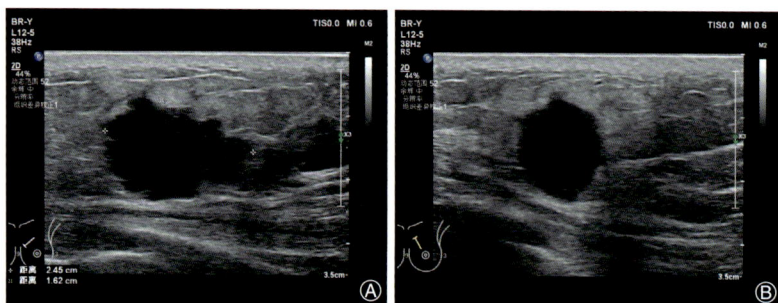

A、B. 左乳 10 点钟方向见大小为 25mm×16mm×14mm 的极低回声，边界不清，边缘模糊，周围软组织水肿，回声增强，形态不规则，可见成角及毛刺样改变，后方回声增强；C. 肿块内可见穿支血流信号；D. 肿块质地较软，呈绿色为主，蓝绿相间，周围组织质硬，呈红色。

图 7-2-1　左乳化生性癌超声图像

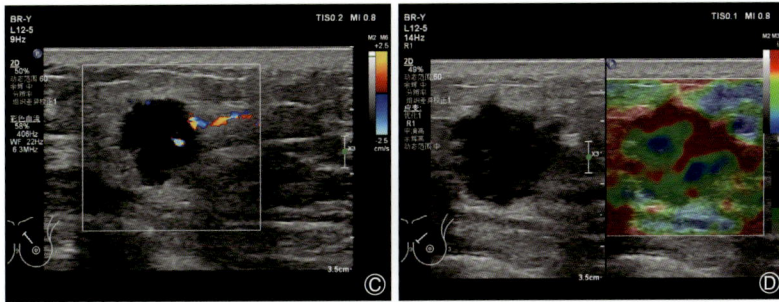

图 7-2-1（续）

◆ 乳腺 X 线检查

左乳外上象限少许良性钙化（BI-RADS 3 类，图 7-2-2）。

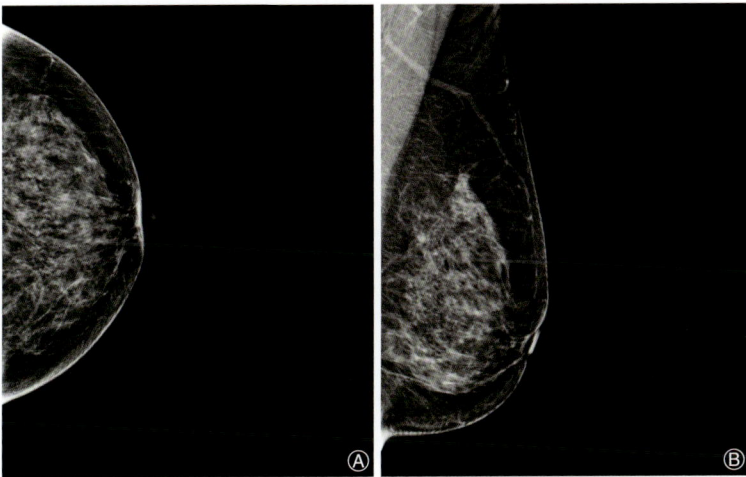

如图 7-2-2 所示，A. 左乳 X 线头尾位；B. 左乳 X 线内外侧斜位。左乳外上象限见少许斑点状钙化影，未见明确占位及恶性钙化征象。

图 7-2-2 左乳化生性癌 X 线图像

◆ 乳腺 MRI 检查

左乳内上象限卵圆形结节，内信号不均匀，病灶边界欠清，弥散轻度受限，增强早期环形强化，略呈流出型强化（BI-RADS 4C 类，图 7-2-3）。

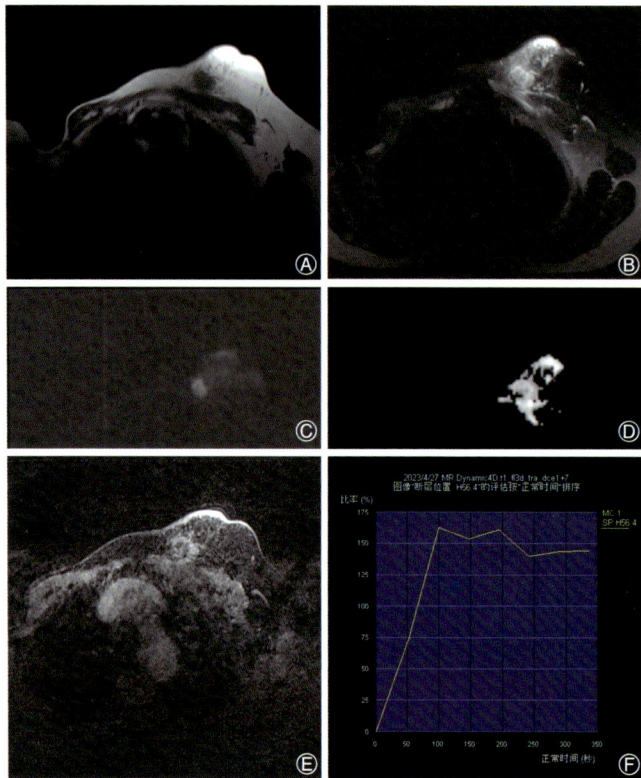

A. MRI 平扫 T_1WI；B. MRI 平扫 T_2WI；C. DWI 图，b 值 =1000；D. ADC 图；E. MRI 增强早期图；F. 动态增强病变时间信号强度曲线图。左乳内上象限见卵圆形结节影，呈等 T_1、略长 T_2 信号，大小为 25mm×20mm，内信号不均匀，病灶边界欠清，DWI 呈高信号，ADC 图呈周围环形略低信号，增强早期环形强化，时间信号强度曲线略呈流出型强化。

图 7-2-3　左乳化生性癌乳腺 MRI 图像

◆ 病理诊断

组织学类型：恶性肿瘤伴坏死（图 7-2-4），结合免疫组化结果，考虑为化生性癌（分泌基质的癌）；未见明确神经及脉管侵犯。乳头（－），皮肤（－），基底（－），周围乳腺组织（－）。左前哨淋巴结未见癌转移（0/3）。AR（+20% 中），ER（－），GCDFP-15（－），Ki-67（+80%），CK5/6（－），

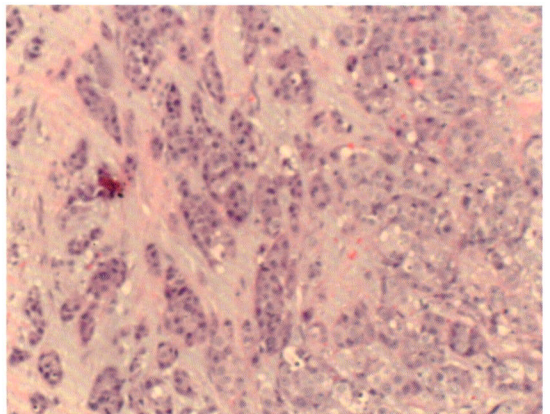

图 7-2-4　左乳化生性癌病理图像

D2-40（－），E-Cadherin（＋），PR（－），P120（＋细胞膜），HER2 BC(4B5)（0），p63+CK（pan)（－/＋），GATA-3（＋弱），P53（异常过表达），Mammaglobin（＋少量），Syn（－），CgA（－），CD56（－），S-100（＋），CAM5.2（＋），CK7（＋），SOX-10（＋），Vimentin（＋），Melan-A(A103)（－），Melanoma(HMB45)（－），Calponin（－），LCA（－），CK20（－），Desmin（－）。

◆ 病例解析

该患者为中年女性，无意中发现左乳肿块，超声显示左乳10点钟方向不规则低回声，内部回声极低，边界不清，边缘模糊，可见毛刺及成角，周围软组织水肿，呈现恶性肿瘤向周围组织浸润的特点。彩色多普勒显示一粗长的血管穿入肿块。这些声像图特点均高度提示乳腺癌可能。但该患者X线检查仅提示良性钙化，未发现其他恶性特征，回顾分析该患者属于致密型腺体，致密的腺体覆盖了肿块本身而造成漏诊。对于致密型腺体患者，建议X线结合超声筛查。MRI显示肿块内信号不均匀，病灶边界欠清，弥散轻度受限，增强早期环形强化，略呈流出型强化，也提示乳腺癌可能，与超声检查结果一致，同时更完整地显示了肿瘤全貌，也为手术方案的选择提供了重要的信息。

【左乳化生性癌病例2】

◆ 病情简述

患者，女性，71岁，扪及左乳肿块3个月，"小核桃"大小，触诊肿物质硬，界限不清。

◆ 乳腺超声检查

左乳3点钟方向脂肪层与腺体层交界处见混合回声，边界不清，形态欠规则，周边软组织水肿，弹性成像显示质地较硬（BI-RADS 4B类，图7-3-1）。

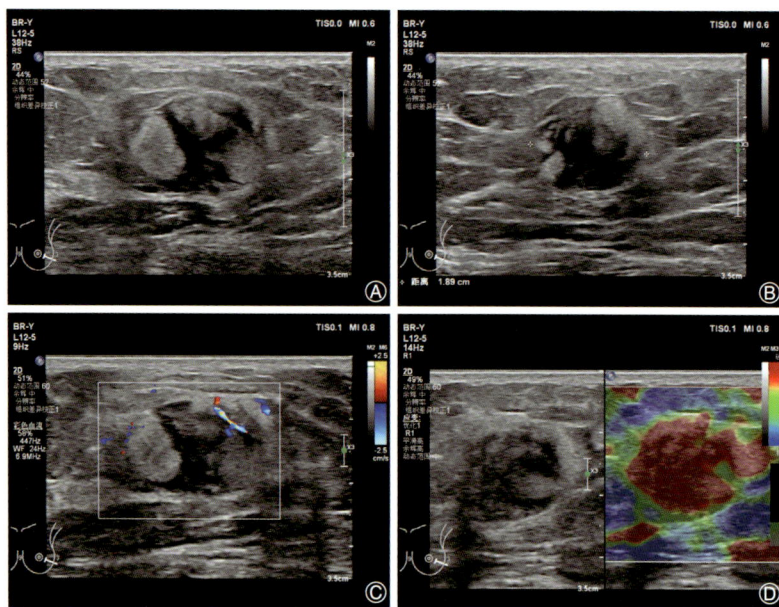

A、B. 左乳 3 点钟方向见大小为 24mm×16mm×19mm 的混合回声，周边为高回声，中央呈放射状极低回声，边界不清，边缘模糊，形态欠规则；C. 肿块边缘见条状血流信号；D. 弹性成像显示肿块质硬，呈红色，且红色部分的面积大于二维肿块的面积。

图 7-3-1　左乳化生性癌超声图像

◆ 乳腺 X 线检查

左乳尾近腋下软组织结节部分显影，所见部分边界尚清（BI-RADS 0 类，图 7-3-2）。

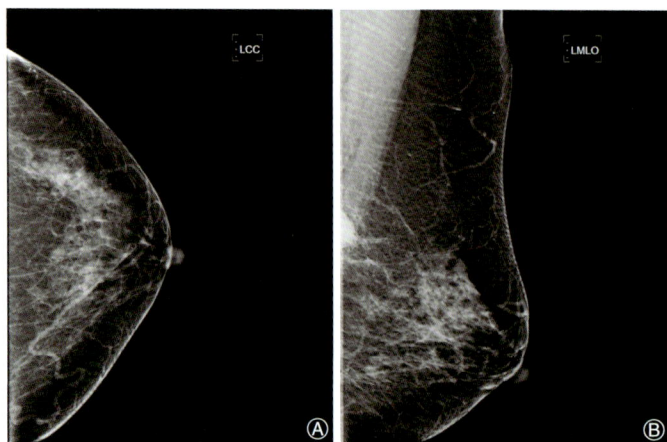

A. 左乳 X 线头尾位；B. 左乳 X 线内外侧斜位。左乳尾近腋下见一软组织结节部分显影，大小无法准确评估，所见部分边界尚清。

图 7-3-2　左乳化生性癌乳腺 X 线图像

◆ 病理诊断

组织学类型：化生性癌（呈高级别未分化肉瘤，小部分肌分化），小部分浸润性导管癌（约 10%）未见明确脉管及神经侵犯（图 7-3-3）。保乳手术切缘情况：皮肤（－），上切缘（－），下切缘（－），内切缘（－），外切缘（－），基底（－）。淋巴结转移情况（转移数 / 淋巴结总数）：左腋下前哨淋巴结未见癌转移（0/10）。

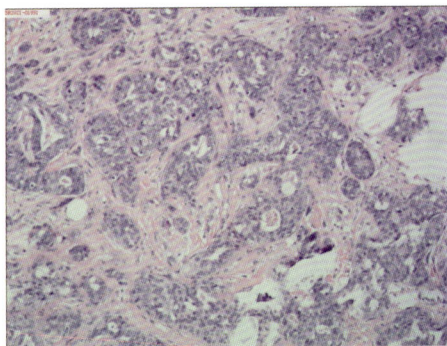

图 7-3-3　左乳化生性癌病理图像

AR（－），ER（－），GCDFP-15（－），Ki-67（约 50%+），CK5/6（－），D2-40（＋）小区，E-Cadherin（＋）小区，PR（－），HER2 BC（0），GATA-3（＋）小区，Mammaglobin（＋）小区，P63（－），CK (pan)（＋）小区，CAM5:2（＋）小区，S-100（－），Desmin（＋）区域，Melanoma(HMB45)（－），MyoD1（－），Vimentin（＋）。

◆ 病例解析

该患者为老年女性，发现左乳肿块 3 个月，超声显示左乳 3 点钟方向脂肪层与腺体交界处混合回声，以高回声为主，中央回声极低，周围软组织水肿，回声增强，未见毛刺样改变，内部无明显钙化，无腺体纠集，从肿块的发病部位到声像图表现均不符合典型乳腺癌征象，但是结合该患者的年龄及独立的乳腺肿块，我们还是较为谨慎地给出 BI-RADS 4B 类的诊断。结合术后病理，考虑该患者为罕见的化生性癌，高级别未分化肉瘤，也可以解释该肿块的生长部位位于脂肪层与腺体层交界的间叶组织，而这种不常规的以高回声为主的混合回声也很好地解释了肉瘤的组织学类型，该肿块在超声图像上需与局部脂肪液化相鉴别。此外，因该患者肿块位置靠近腋下，乳腺 X 线检查仅部分显示左乳尾近腋下见一软组织结节影，无法全面评估该肿块，故给予 BI-RADS 0 级的诊断。该患者术前未行乳腺 MRI 检查。MRI 能更完整地显示肿块全貌及腋窝淋巴结情况，也能在术前为临床提供更多有价值的信息。

参考文献

[1] 巩海燕，栗翠英，王慧，等 . 超声诊断乳腺化生性癌的价值 [J]. 肿瘤影像学，
2021，30（2）：96−101.

[2] 姜珊珊，张乃千，佟凌霞 . 乳腺化生性癌的超声表现与临床病理特点 [J]. 中国
实验诊断学，2020，24（10）：1637−1639.

[3] 黄燕，姚国燕，徐莉，等 . 乳腺化生性癌的临床 X 线分析 [J]. 影像研究与医学
应用，2021，5（10）：231−234.

[4] 陈园园，陈文静，汪小丽，等 . 乳腺化生性癌的 MRI 表现及临床病理特点 [J].
放射学实践，2018，33（8）：5.

[5] 边甜甜，林青，吴增杰，等 . 乳腺化生性癌的影像学与临床病理特征 [J]. 中华
肿瘤杂志，2016，38（10）：2.

[6] 孙红娜，徐君南，余加兴，等 . 乳腺化生性癌的诊断和治疗进展 [J]. 中华肿瘤
防治杂志，2022，29（12）：8.

[7] 钟镇铧，姜文强，范凤凤，等 . 乳腺化生性癌临床病理特征及预后影响因素分
析 [J]. 浙江临床医学，2022，24（9）：1279−1281.

[8] 李静敏，邵玉红，孙秀明，等 . 乳腺化生性癌临床特点及超声表现 [J]. 中国介
入影像与治疗学，2023，20（7）：419−422.

[9] Yiqian Z, Feng L, Yiling Y, et al. Clinicopathological features and prognosis of
metaplastic breast carcinoma: experience of a major Chinese cancer center[J]. Plos
One, 2015, 10(6): e0131409.

◆ 第八章

小叶原位癌

第一节 ▶▶

概　述

　　小叶原位癌（lobular carcinoma in situ, LCIS）是一种早期非浸润性的乳腺癌，它起源于乳腺的小叶单位，癌细胞局限在乳腺小叶内，尚未突破基底膜侵犯到周围正常组织。2017 年，AJCC 第 8 版将小叶原位癌作为良性病变，从原位癌分期中移除，指出虽然小叶原位癌患者患乳腺癌的相对风险比一般人群高 3 ～ 10 倍，但大多数被诊断为小叶原位癌的女性从未发展至乳腺癌[1]。小叶原位癌的发生往往与长期受到理化因素、病毒感染、遗传因素等影响有关，这些因素可能导致乳腺小叶细胞出现增殖失控，而癌细胞则局限于管泡内，未穿破其基底膜。小叶原位癌通常不引起肿块，不易被常规体检或自我检查发现，往往通过乳腺 X 线、超声或者 MRI 等影像学检查以及病理活检来诊断。

【乳腺 X 线检查】

　　小叶原位癌在 X 线检查中的表现并不典型，这是因为小叶原位癌通常不形成明显的肿块或结构改变，而且 X 线对乳腺小叶内的细微变化敏感度有限。在 X 线影像上，小叶原位癌较少表现为钙化灶或肿块，所以常规的乳腺 X 线检查对小叶原位癌的检出率较低[2]。不过，X 线检查仍然是乳腺癌筛查的重要手段之一，尽管它可能无法直接揭示小叶原位癌的存在，但可以帮助发现某些间接征象或伴随发生的其他类型乳腺病变，比如导管原位癌（ductal carcinoma in situ，DCIS），而后者有时会与小叶原位癌共存。当 X 线检查发现可疑区域或异常钙化灶时，医生可能会建议进一步进行乳腺超声或其他影像学检查，并结合病理活检来明确诊断是否存在小叶原位癌。

【乳腺超声检查】

　　小叶原位癌在乳腺超声检查中可表现为不规则的低回声结节，也可能出现等回声或混合回声，后方回声缺乏特征。除肿块型外，超声通常不易直接检测出来，因为小叶原位癌主要涉及乳腺小叶内部的细胞异型增生，而不是形成显著的实体肿块或囊实性包块。乳腺超声通常能够识别乳腺内的实质性肿块和囊实性病变，但对于小叶原位癌这类主要影响细胞结构而不一定形成明显肿块的病变来说，其诊断效能相对较差 [3]。在实际临床实践中，乳腺超声更多地用来评估乳腺是否有肿块、囊肿或其他异常结构，尤其是针对 X 线检查中发现的不确定或异常区域提供进一步的信息。对于疑似小叶原位癌的情况，超声检查可能辅助定位活检部位，但最终的确诊依赖于组织病理学检查，即通过细针穿刺活检或空芯针活检取得乳腺组织样本后，在显微镜下分析得出结论。因此，即使乳腺超声检查未见明显异常，也不能排除小叶原位癌的存在。

【乳腺 MRI 检查】

乳腺小叶原位癌的 MRI 检查可以提供非常有价值的信息，因为它具有极高的软组织分辨率和多方位成像的能力。MRI 的高分辨率增强序列能够清晰显示乳腺内部的细微结构。通过任意平面的重建，可以三维立体直观地显示病灶，使医生能够更准确地了解肿瘤的位置、大小和形态。小叶原位癌病灶在 MRI 上往往呈椭圆形或圆形，边界清楚的肿块或非肿块样强化，均匀强化 [4]。通过利用 MRI 的动态显像功能，可以观察肿瘤在不同时间点的强化特点，有助于判断肿瘤的血供情况和生长速度，进而评估其良恶性，还能评估肿瘤与周围组织的关系，如是否侵犯胸肌、皮肤等。MRI 在乳腺病变的诊断中主要用于辅助和补充其他影像学检查。对于疑似小叶原位癌的病例，最终确诊依然需要依靠组织病理学检查。如果 MRI 发现异常信号，医生可能推荐进一步做乳腺活检以获取组织样本进行病理分析。

【乳腺小叶原位癌的治疗进展】

对小叶原位癌患者的治疗决策已从传统的广泛手术（如全乳切除术）转向相对保守的方法，例如局部病变切除以获取病理诊断，并结合严密的随访和监测。目前，多数专家认为，对于空芯针活检与影像学诊断一致的典型小叶原位癌不要求手术切除，但应主动随访监测并使用化学药物预防；若活检发现异型性小叶原位癌，则要求行手术切除并评估切缘，若切缘阳性，则应考虑再次手术扩大切除 [5]。

风险评估工具的应用可以帮助医生个性化管理患者的风险，可能包括药物预防疗法，如选择性雌激素受体调节剂或芳香化酶抑制剂等，用于降低高危人群乳腺癌的发生风险。虽然小叶原位癌本身通常不需要常规的放疗或化疗，但对于具有较高侵袭性乳腺癌风险的患者，可能会讨论使用辅助内分泌治疗作为一级预防措施。鉴于小叶原位癌与遗传性乳腺癌综合征的关系，对于特定患者群体，基因检测成为治疗决策的重要组成部分，以便识别携带 BRCA1/2 或其他相关基因突变的个体，进而采取针对性的管理和预防措施。科学家们继续探索小叶原位癌的分子特征和生物学行为，这有助于开发新的生物标志物和潜在的靶向治疗方法，以及更准确地预测哪些小叶原位癌患者将来可能发展至浸润性乳腺癌。总之，随着对乳腺小叶原位癌认识的深入和临床实践的进步，治疗策略逐渐转向个体化和风险适应性管理，强调了密切随访和适时的干预，而非过度治疗 [6]。不过，具体的治疗方案应由医生根据每位患者的具体情况来制定。

【乳腺小叶原位癌的预后】

乳腺小叶原位癌的预后通常较好。经过乳腺根治性切除术后，小叶原位癌患者的 5 年生存率可以达到很高的比例，甚至可能长期存活 [7]。同时，该病的复发率也相对较低，但具体的复发率无法明确，一般认为在 10% 以下。对小叶原位癌患者，现代医学倾向于采取风险管理策略，包括定期筛查、观察随访及必要时采用药物预防等方法来降低乳腺癌的发生风险。医疗技术和管理策略的发展，使得可以及时发现小叶原位癌并对患者进行适当管理，大多数患者能够保持良好的生活质量。

第二节 ▶▶

小叶原位癌病例分析

【右乳小叶原位癌病例 1】

◆ 病情简述

患者，女性，46 岁，体检发现右乳肿块 1 个月。

◆ 乳腺超声检查

右乳 12 点钟方向见低回声，形态不规则，界欠清，纵横比大于 1，包膜不明显，周边可见血流信号，弹性成像显示质硬（BI-RADS 4A 类，图 8-1-1）。

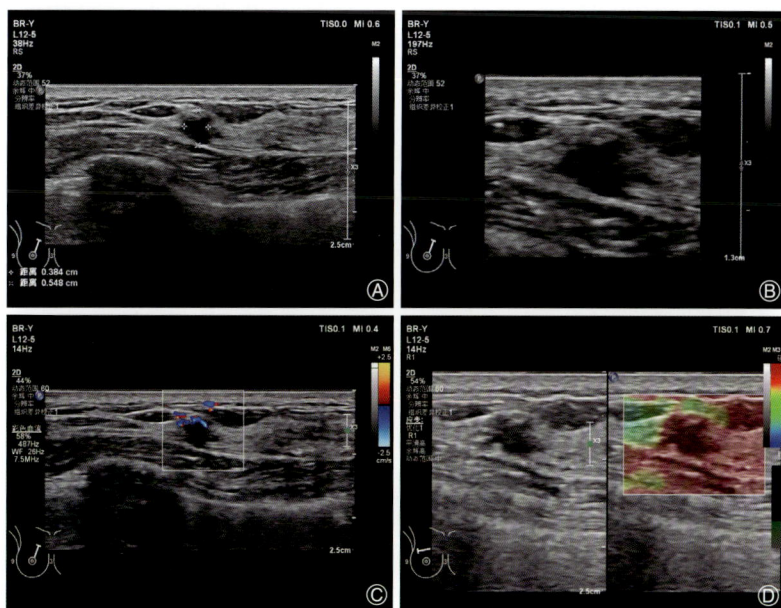

A、B. 右乳 12 点钟方向见低回声，大小为 3.8mm×5.5mm，边界不清，边缘模糊，形态不规则，可见成角；C. 肿块周边可见条状血流信号；D. 肿块质地较硬，呈红色，且红色部分的面积大于二维上肿块的面积。

图 8-1-1 右乳小叶原位癌超声图像

◆ 乳腺 X 线检查

右乳增生改变，未见明显异常钙化影（BI-RADS 2 类，图 8-1-2）。

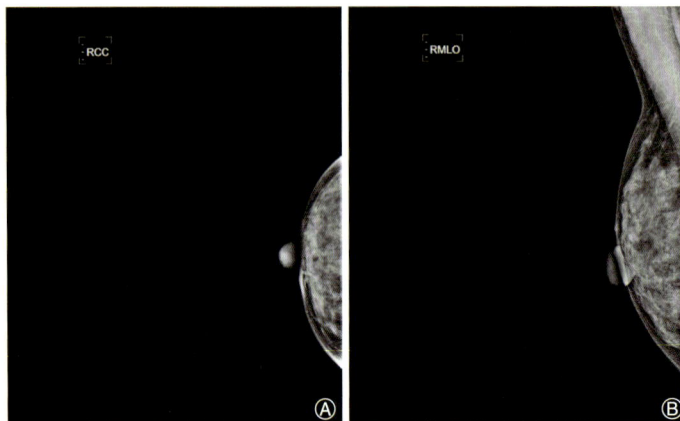

A. 右乳 X 线头尾位；B. 右乳 X 线内外侧斜位。右乳腺体对称分布，退化不良，呈团片状、结节状高密度影，边界欠清，未见明显异常钙化影。

图 8-1-2　右乳 X 线图像

◆ 乳腺 MRI 检查

右乳 12 点钟方向结节，内信号不均匀，病灶边界清晰，边缘光整，弥散受限，增强早期病灶周围呈环形强化（BI-RADS 3 类，图 8-1-3）。

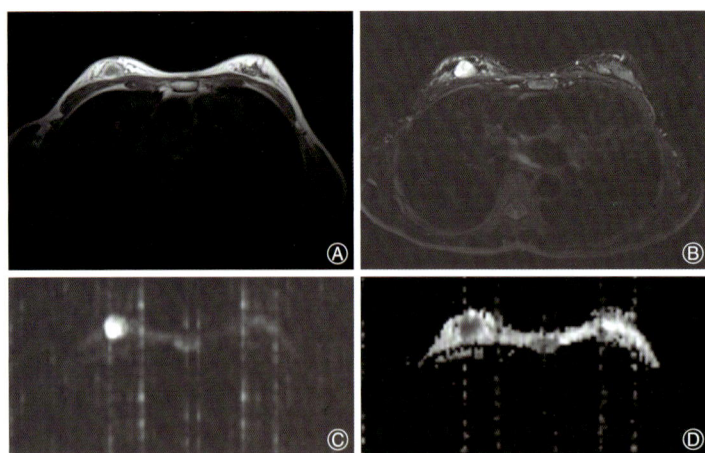

A. MRI 平扫 T_1WI；B. MRI 平扫 T_2WI+ 压脂；C. DWI 图，b 值 =1000；D. ADC 图；E. MRI 平扫 T_1WI+ 压脂；F. MRI 增强早期图。右乳 12 点钟方向见一类圆形异常信号影，内信号不均匀，T_1WI 呈中心低信号、周围环形高信号，T_2WI 呈中心稍高信号、周围高信号，病灶大小为 14mm×18mm，边界清晰，边缘光整，DWI 呈高信号，ADC 图呈低信号，增强早期病灶周围呈环形强化。

图 8-1-3　右乳 MRI 图像

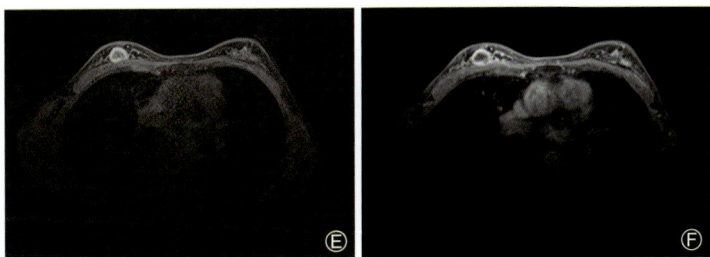

图 8-1-3（续）

◆ **病理诊断**

组织学类型：浸润性导管癌，伴高级别导管原位癌（图 8-1-4）。组织学分级：Ⅲ级。

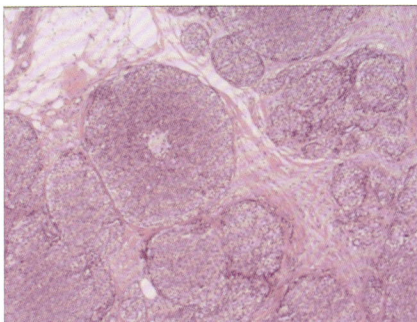

脉管内癌栓（－），神经侵犯（－）。淋巴结转移情况（转移数/淋巴结总数）：左前哨淋巴结未见癌转移（0/2）。ER（－），PR（－），HER2（3+），Ki-67（+60%）。

图 8-1-4 右乳小叶原位癌病理图像

◆ **病例解析**

该患者于体检中发现右乳肿块，超声声像图表现为低回声肿物，形态不规则，边界不清晰，边缘成角且模糊；同时，肿块周边可见血流信号，弹性超声检查提示肿块质地较硬，呈红色。但该患者 X 线检查结果未提示恶性征象，这符合 X 线对小叶原位癌检出率较低的特点。该患者 MRI 检查提示结节信号不均匀，边界清晰，边缘光整，弥散受限，增强早期病灶呈环形强化，符合良性征象，这与超声声像图存在差异。由于小叶原位癌癌细胞局限于小叶内，通常不引起肿块，所以常不易被发现。超声、X 线及 MRI 联合应用、相互补充，可以提高小叶原位癌的检出率。

【右乳小叶原位癌病例2】

◆ **病情简述**

患者，女性，50 岁，体检发现右乳肿块 1 个月。

◆ 乳腺超声检查

右乳 10 点钟方向腺体边缘见低回声，边界欠清，形态欠规则，纵横比大于 1，内未见明显血流信号（BI-RADS 4B 类，图 8-2-1）。

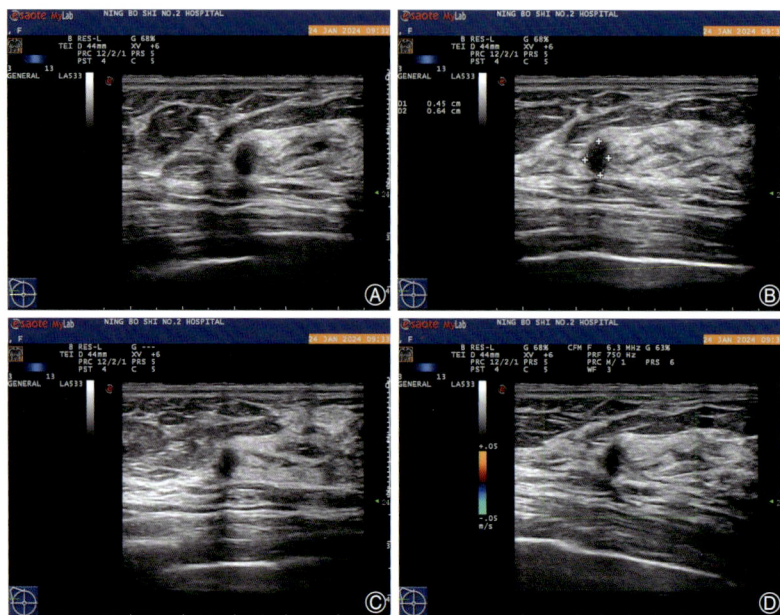

A、B、C. 右乳 10 点钟方向腺体边缘见 4.5mm×6.4mm 低回声，边界欠清，形态欠规则，纵横比大于 1；D. 内未见明显血流信号。

图 8-2-1 右乳小叶原位癌超声图像

◆ 乳腺 X 线检查

右乳增生改变，未见明显异常钙化影（BI-RADS 2 类，图 8-2-2）。

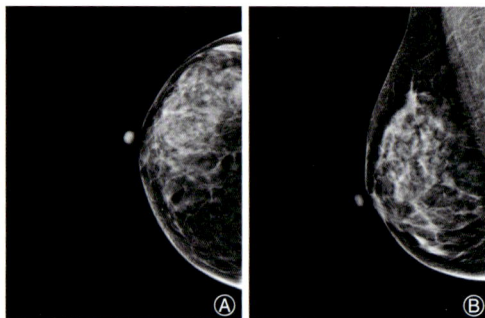

A. 右乳 X 线头尾位；B. 右乳 X 线内外侧斜位。右乳腺体对称分布，退化不良，呈团片状、结节状高密度影，边界欠清，未见明显异常钙化影。

图 8-2-2 右乳小叶原位癌 X 线图像

◆ **病理诊断**

组织学类型：浸润性导管癌（图 8-2-3）。组织学分级：Ⅱ级。

脉管内癌栓（－），神经侵犯（－）。淋巴结转移情况（转移数/淋巴结总数）右腋窝前哨淋巴结未见癌转移 (0/5)。AR(+70% 中)，ER(克隆号 SP1)(+70% 强)。

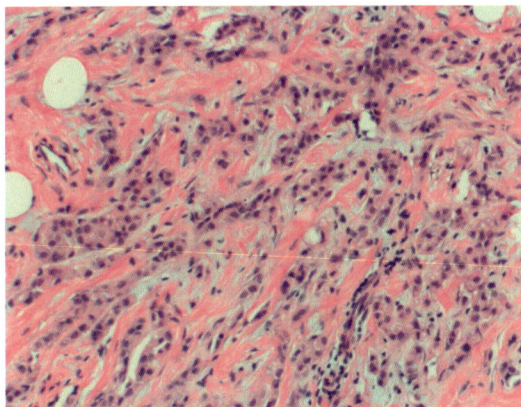

图 8-2-3　右乳小叶原位癌病理图像

◆ **病例解析**

该患者在体检时发现右乳肿块，超声提示右乳 10 点钟方向腺体边缘可见低回声肿块，边界欠清晰，形态欠规则，呈直立状，纵横比大于 1，彩色多普勒超声显示肿块内未见明显血流信号。超声声像图提示恶性征象，但该患者 X 线未见恶性征象。这表明，超声在小叶原位癌的检出率方面优于 X 线检查；X 线对钙化的检出率较高，但小叶原位癌较少出现钙化，这导致 X 线对小叶原位癌的检出率较低。多模态影像学联合检查可提高肿物的检出率，降低误诊及漏诊的发生率。

【左乳小叶原位癌病例】

◆ **病情简述**

患者，女性，35 岁，体检发现左乳结节。

◆ **乳腺超声检查**

左乳 2 点钟方向可见低回声，界清，形态规则（BI-RADS 3 类，图 8-3-1）。

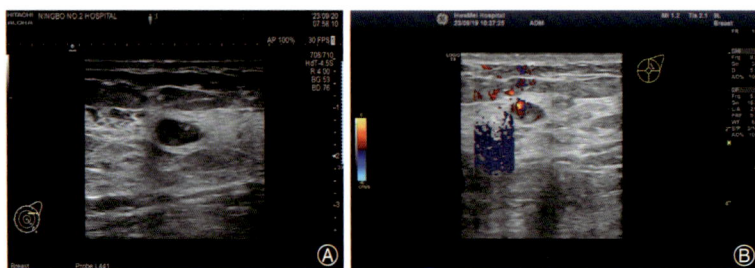

A. 左乳2点钟方向见低回声，大小为7mm×4mm，边界清晰，形态规则，内局部可见稍高点状回声；B. 血流图像显示肿块内部可见一支较粗大的血管。

图8-3-1　右乳小叶原位癌超声图像

◆ **乳腺X线检查**

左乳增生改变，未见明显异常钙化影（BI-RADS 2类，图8-3-2）。

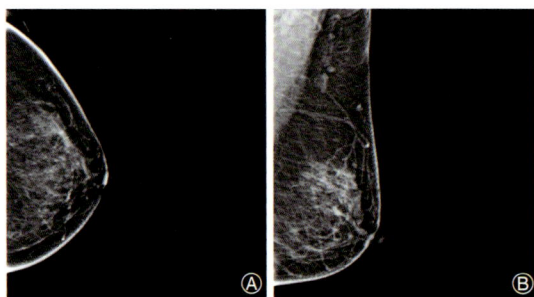

A. 左乳X线头尾位；B. 左乳X线内外侧斜位。左乳腺体对称分布，呈团片状、类结节状高密度影，边界欠清，未见明显异常钙化影。

图8-3-2　左乳X线图像

◆ **乳腺MRI检查**

双乳腺体有少许增生性改变（BI-RADS 2类，图8-3-3）。

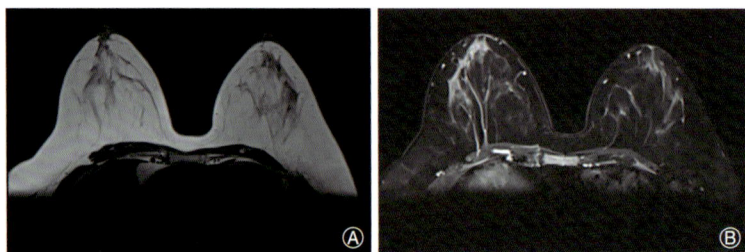

A. MRI平扫 T_1WI；B. MRI平扫 T_2WI+压脂；C. DWI图，b值=1000；D. ADC图；E～F. MRI增强早期图。双乳腺体大致对称分布，局部腺体呈斑片状、类结节样改变，弥散未见受限，增强后未见明确占位及异常强化影。

图8-3-3　左乳MRI图像

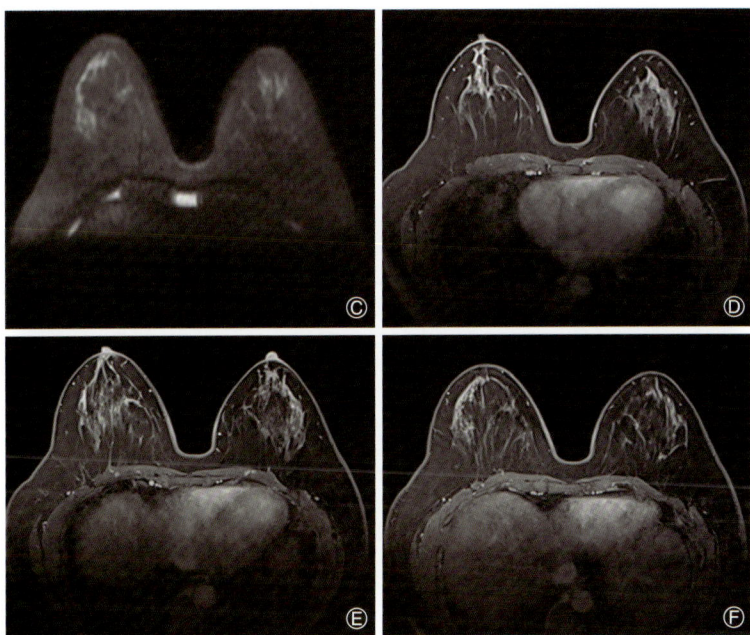

图 8-3-3（续）

◆ 病理诊断

乳腺腺病，伴广泛小叶内瘤变，局灶区原位癌变（小叶原位癌）（图 8-3-4）。AR(+70% 中)，ER(克隆号 E2)(+90% 强)。

◆ 病例解析

该患者为年轻女性，于体检时发现左乳结节，超声显示肿块边界清晰，形态规则，未见明显恶性肿瘤征象，倾向于纤维腺瘤等良性肿块，

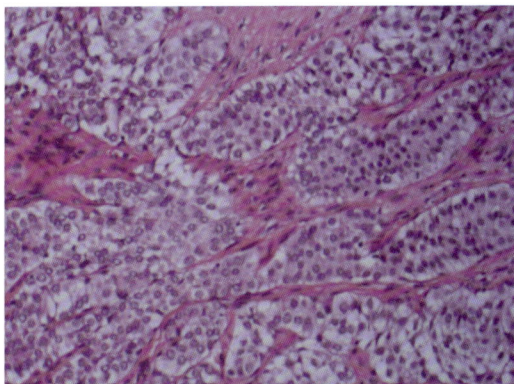

图 8-3-4 左乳小叶原位癌病理图像

于是行超声引导下旋切微创手术，术后常规病理结合免疫组化才得以确诊。而 X 线、MRI 检查均未见可疑病灶，这也充分说明了小叶原位癌影像学表现缺乏特异性，极易漏诊。此例病例影像学检查均未提示恶性表现，但超声检查已明确发现肿块，虽然声像图缺乏恶性征象，但此类肿物仍需引起我们重视。

参考文献

[1] Teichgraeber DC, Guirguis MS, Whitman GJ. Breast cancer staging: updates in the AJCC cancer staging manual, 8th edition, and current challenges for radiologists, from the AJR special series on cancer staging[J]. AJR Am J Roentgenol, 2021, 217(2): 278−290.

[2] Comstock CE, Gatsonis C, Newstead GM, et al. Comparison of abbreviated breast MRI vs digital breast tomosynthesis for breast cancer detection among women with dense breasts undergoing screening. JAMA, 2020, 323(8): 746−756.

[3] Winchester DP, Jeske JM, Goldschmidt RA. The diagnosis and management of ductal carcinoma in−situ of the breast. CA Cancer J Clin, 2000, 50(3): 184−200.

[4] Fasola CE, Chen JJ, Jensen KC, et al. Characteristics and clinical outcomes of pleomorphic lobular carcinoma in situ of the breast[J]. Breast J, 2018, 24(1): 66−69.

[5] 朱思吉, 吴佳毅, 陈伟国. 乳腺小叶原位癌外科治疗进展 [J]. 中国实用外科杂志, 2013, 33（3）: 3.

[6] 任国胜, 厉红元, Brettes J. 乳腺小叶原位癌: 当前的概念和争论（附 145 例分析报告）[J]. 中华内分泌外科杂志, 2006, 5（4）: 9, 12.

[7] 寿佳沣. 乳腺小叶原位癌不同治疗模式的生存比较 [D]. 杭州: 浙江大学, 2017.

第九章

乳腺导管原位癌

第一节 >>

概　述

乳腺导管原位癌（ductal carcinoma in situ, DCIS），又称乳腺导管内癌，是指乳腺导管上皮细胞的恶性增生，但局限于导管的基底膜内，未侵犯间质。乳腺导管内癌微小浸润（DCIS-Mi）为乳腺导管内癌癌细胞突破基底膜侵入邻近组织或小叶间基质，但浸润灶的最大径≤1mm者。2003年，WHO正式将乳腺导管原位癌（包括DCIS-Mi）归入癌前病变范畴，称为导管上皮内瘤变（ductal intraepithelial neoplasia，DIN），认为只有浸润癌才是真正的乳腺癌。乳腺导管原位癌发病的中位年龄为50～59岁，近年来呈年轻化趋势。因其肿瘤较小，临床上较难触及肿物，故早期不易确诊，主要依靠多种影像学方法进行早期诊断。

【乳腺X线检查】

乳腺导管原位癌的X线表现可分为钙化和非钙化两大类病变征象。钙化是乳腺导管原位癌最常见的影像学表现。钙化形态可分为颗粒状钙化和线状钙化两大类。近年来，多数学者的研究表明，乳腺导管原位癌的影像学表现（尤其是钙化形态）能提示病变的恶性度高低：线状、分支状、带毛刺的结节状钙化是低分化乳腺导管原位癌的特征；光滑界清的结节、点状钙化则倾向于高分化乳腺导管原位癌[1]。并非所有乳腺导管原位癌都会出现钙化，这主要与其是否有坏死相关，有坏死的乳腺导管原位癌更易出现钙化。另外值得一提的是，乳腺导管原位癌与乳头佩吉特病的关系与鉴别。乳头佩吉特病合并乳腺导管原位癌表现为乳晕后肿块、钙化，乳晕皮肤增粗。钙化灶位于乳晕后及附近，沿导管分布，其长轴指向乳头。乳腺数字摄影与乳腺传统摄影相似，但具有良好的分辨率，能明显提高乳腺结构及细小病变的显示，且辐射量更低。虽然乳腺X线检查是乳腺导管原位癌的首选检查手段，但其影像质量常受设备和加压器的影响，如近胸壁处的肿块仍易漏诊、无钙化乳腺导管原位癌的软组织病变难于显示、致密型乳腺对比度差等。故要提高乳腺导管原位癌的阳性检出率，还需借助超声、磁共振等检查手段。

【乳腺超声检查】

乳腺超声检查既不受致密型乳腺的影响，又具有无电离辐射的优点，已成为乳腺导管原位癌又一重要的检查手段。然而，乳腺导管原位癌一般肿块较小，乳腺超声检查不易发现，且乳腺超声检查对钙化的诊断敏感性较差。但在乳腺腺体密度高时，乳腺超声检查的优势比乳腺 X 线检查明显，对腺体致密型乳腺的层次显示清楚，易在强回声的乳腺层中分辨低回声表现的肿瘤病灶，可弥补 X 线检查在这方面的缺陷[2]。在超声声像图上，乳腺导管原位癌表现为位于导管内的不规则肿块、管状低回声信号。以上改变也可出现在乳腺纤维囊性变中，但乳腺纤维囊性变常是双侧发生的，在扩张的导管内可见微小乳头状瘤，可与乳腺导管原位癌鉴别。对乳腺摄片无特殊征象的乳腺导管原位癌，超声检查还可能发现囊内病变。

【乳腺 MRI 检查】

美国癌症协会指出，MRI 对乳腺导管原位癌和浸润癌均很敏感。乳腺导管原位癌的 MRI 表现：① 乳腺导管原位癌的肿块影类似于导管内乳头状瘤，边界清楚；② 利用增强 MRI 可反映肿瘤血供状况，这常是乳腺良性病变与浸润性癌鉴别的关键。Kuhl 等[3] 报道，96% 的乳腺导管原位癌出现强化，其中 50% 为典型强化明显的、提前出现的、边界不清的及导管强化的；强化形态可以是点状、线状或线状强化的聚集；强化区或肿块周边组织无推压征象；与典型浸润性癌相比，强化速度相对较慢。MRI 的局限性在于：① 对微小钙化显示不敏感，特别是当钙化数目较少时，而此种微小钙化常是诊断乳腺癌的重要依据；② 检查比较费时，费用较高；③ 良、恶性病变的 MRI 表现存在一定的重叠，对 MRI 表现不典型的病变仍需活检。

【乳腺导管原位癌的治疗进展】

乳腺导管原位癌属于早期癌，如果及时治疗，可达到很高的治愈率，95% 以上的患者可以达到 10 年生存。目前，对乳腺导管原位癌治疗共识的核心目标是在保证肿瘤控制的前提下，尽可能保留乳房外形并改善患者生活质量。乳腺癌是全身性疾病，但是乳腺癌在这里应该指一般意义上的浸润性乳腺癌。2003 年，WHO 已将乳腺导管原位癌定位为导管上皮内瘤度，也就是不将其归入癌这一类了。实际工作中，确切的诊断往往由手术后石蜡病理切片检查获得，故手术时还不能确定有无局部浸润的可能，同时乳腺浸润性癌也可合并广泛的导管内癌成分，从而被误诊为乳腺导管原位癌[4]。因此，如果有早期浸润、可触及的腋窝淋巴结、肿块较大等高危因素，可以考虑行淋巴结清扫或前哨淋巴结活检（SLNB）。对于乳腺导管原位癌术后无须做辅助化疗，已达成共识。

【乳腺导管原位癌的预后】

乳腺导管原位癌的患者预后很好。最新的研究表明，乳腺导管原位癌的复发率与人种、年龄有关。发病年轻，并且未行乳房全切除手术或放疗的患者，同侧复发率较高。乳腺导管原位癌术后复发的原因可能有：① 原位癌是多原发癌，由于浸润性主癌灶未被发现，故发生术后复发转移。浸润性主癌灶的漏诊多为病理取材不当所致，如标本过小、取材过少、部位偏倚等。② 乳腺导管原位癌多中心。部分乳腺切除术后余下的腺体组织内及对侧乳腺内可能存在其他原发癌灶，后者发展成浸润癌而复发转移。开展术中切除标本的 X 线对比复查技术，对减少以多发性细小钙化为主要表现的乳腺导管原位癌的复发有很大的帮助。

第二节 ▶▶

导管原位癌病例分析

【左乳高级别导管原位癌病例】

◆ 病情简述

患者，女性，48 岁，体检发现左乳肿块 1 个月。

视频 15　左乳高级别导管原位癌病例

◆ 乳腺超声检查

左乳 10 点钟方向见不均匀低回声，内见点状强回声，周边探及血流信号，弹性呈现显示质地较硬（BI-RADS 4B 类，图 9-1-1）。

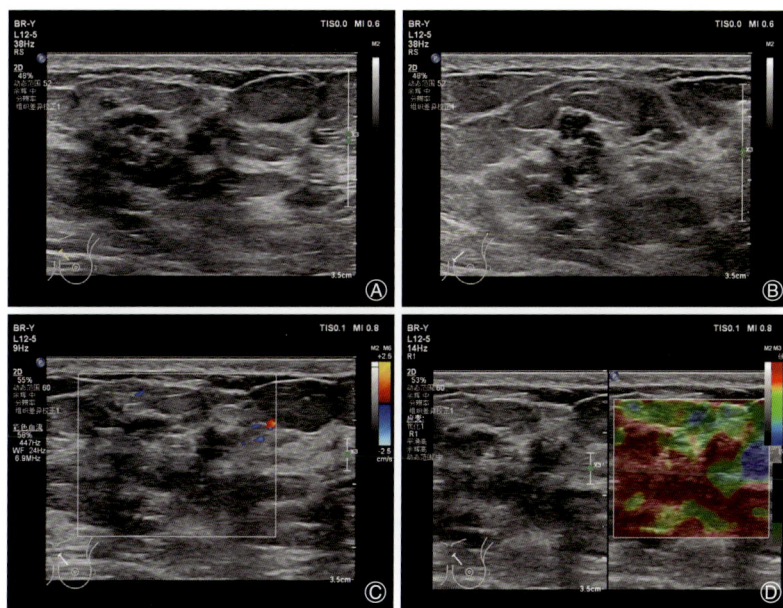

A、B. 左乳 10 点钟方向见不均匀低回声，大小为 22mm×13mm×15mm，边界不清，边缘模糊，内部回声不均匀，局部呈网格状，内见点状强回声；C. 肿块周边可见少许血流信号；D. 肿块质地较硬，呈红色，且红色部分的面积大于二维上肿块的面积。

图 9-1-1　左乳高级别导管原位癌超声图像

◆ 乳腺 X 线检查

左乳 10 点钟方向不规则高密度软组织肿块，边缘模糊，内见团簇状分布钙化灶（BI-RADS 4B 类，图 9-1-2）。

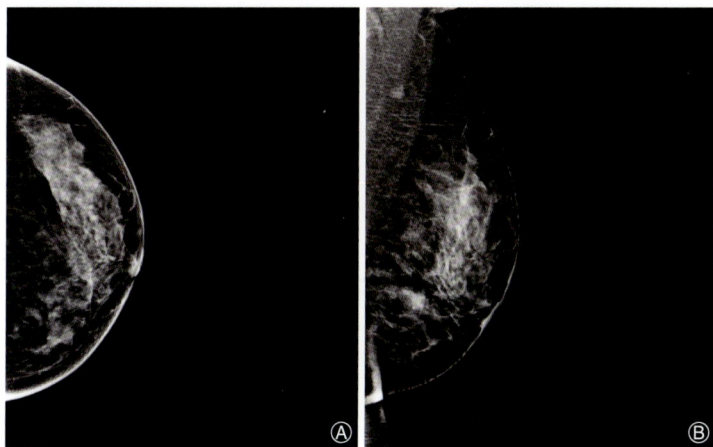

A. 左乳 X 线头尾位；B. 左乳 X 线内外侧斜位。左乳 10 点钟方向见不规则高密度软组织肿块影，大小为 19mm×11mm，边缘模糊，内见团簇状分布钙化灶。

图 9-1-2　左乳高级别导管原位癌 X 线图像

◆ 乳腺 MRI 检查

左乳 10 点钟方向见不规则占位，弥散受限，增强早期不规则肿块样强化，动态增强时间信号强度曲线呈流出型（BI-RADS 4C 类，图 9-1-3）。

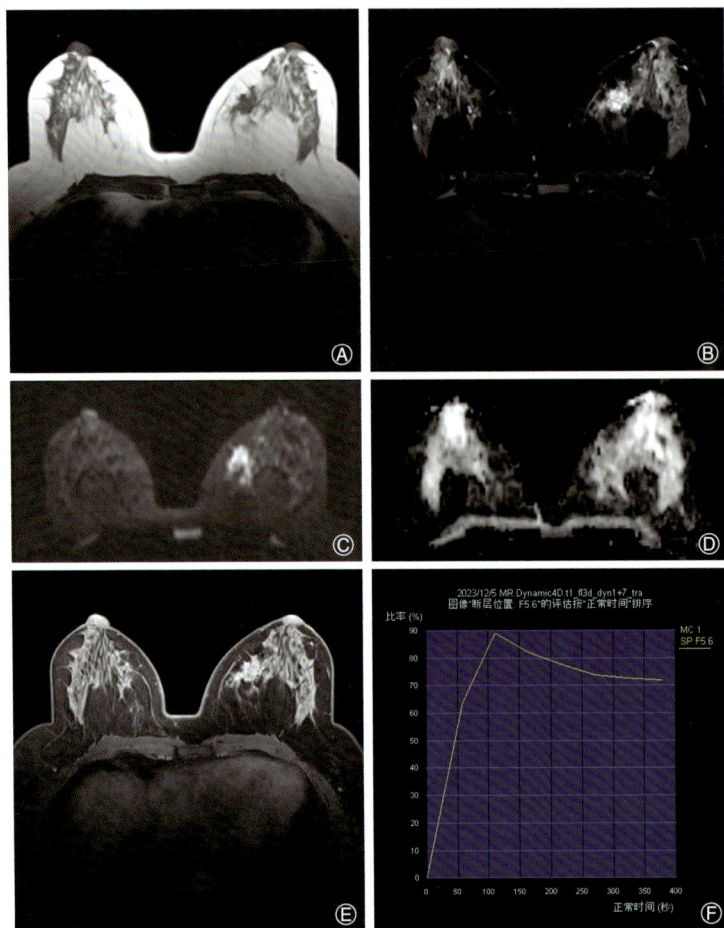

A. MRI 平扫 T_1WI；B. MRI 平扫 T_2WI；C. DWI 图，b 值 =1000；D. ADC 图；E. MRI 增强早期图；F. 动态增强病变时间信号强度曲线图。左乳内侧象限乳头水平占位，范围约为 20cm×15mm，呈略长 T_1、长 T_2 信号，病灶呈分叶、不规则，边界欠清，弥散轻度受限，增强早期见不规则肿块样强化，时间信号强度曲线呈流出型。

图 9-1-3　左乳高级别导管原位癌 MRI 图像

◆ 病理诊断

组织学类型：高级别导管原位癌伴局灶微小浸润（图 9-1-4）。脉管内癌栓（－），神经侵犯（－），乳头（－），皮肤（－），基底（－），周围乳腺组织（－）。

淋巴结转移情况（转移数/淋巴结总数）：其中左腋窝前哨淋巴结未见转移（0/2）。

图 9-1-4 左乳高级别导管原位癌病理图像

◆ 病例解析

该患者体检超声发现左乳不均匀的低回声，边界不清，边缘模糊，与周围腺体分界不清，肿块内部可见点状的强回声，这也为超声诊断提供了可靠的依据。而 X 线上钙化显示更敏感，钙化是导管原位癌最常见的征象，尤其是簇状改变，具有高度敏感性和特异性。超声上肿块内部未探及明显血流，而 MRI 增强早期肿块可见强化，且时间信号强度曲线呈流出型。三种检查方法互相补充，在术前基本明确诊断，也为手术方案的制定提供可靠依据。

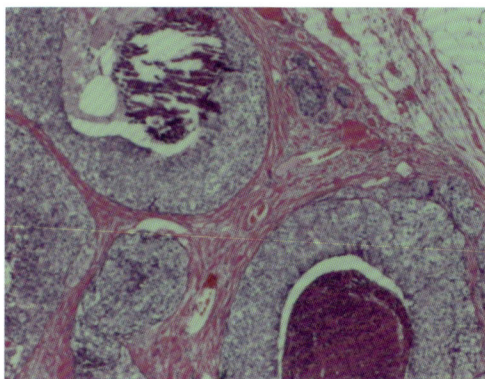

【右乳导管原位癌病例】

视频 16 右乳导管原位癌病例

◆ 病情简述

患者，女性，58 岁，无意中发现右乳肿块 1 天，约"花生米"大小，触诊质硬，界限尚清。

◆ 乳腺超声检查

右乳 10 点钟方向见低回声，内见多发点状强回声，周边及内部探及血流信号，弹性呈现显示质地较硬（BI-RADS 4C 类，图 9-2-1）。

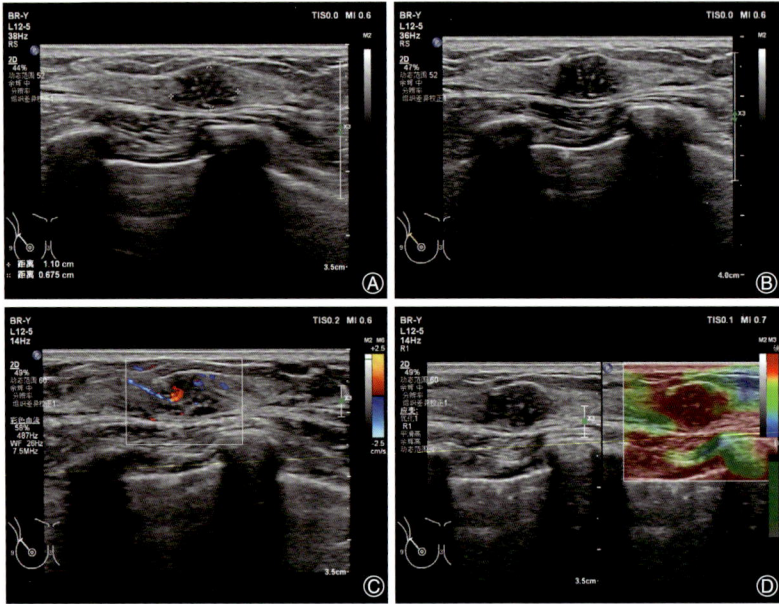

A、B. 右乳 10 点钟方向见低回声，大小为 12mm×6mm×7mm，边界欠清晰，边缘模糊，形态欠规则，局部成角，内见多发点状强回声；C. 肿块周边及内部探及较丰富血流信号；D. 肿块质地较硬，呈红色，且红色部分的面积接近二维上肿块的面积。

图 9-2-1　右乳高级别导管原位癌超声图像

◆ 乳腺 X 线检查

右乳外上象限簇状分布不定形钙化（BI-RADS 4C 类，图 9-2-2）。

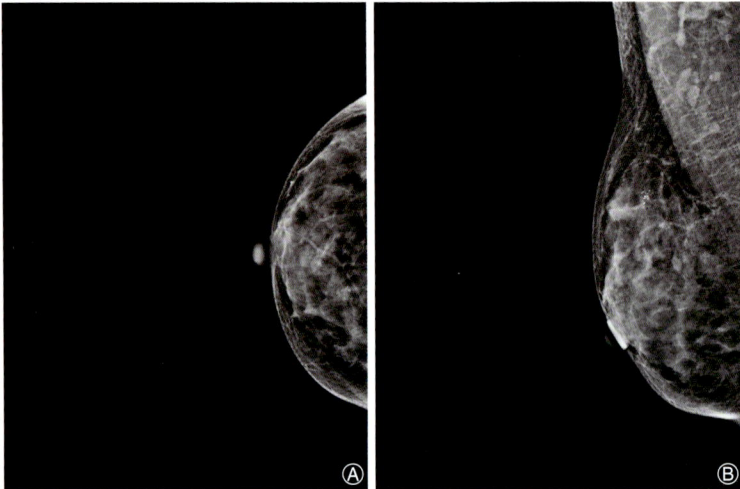

A. 右乳 X 线头尾位；B. 右乳 X 线内外侧斜位。B 图显示右乳外上象限簇状分布不定形钙化，未见明显肿块影；A 图头尾位未见明确显示。

图 9-2-2　右乳高级别导管原位癌 X 线图像

◆ 乳腺 MRI 检查

右乳外上象限紧贴胸大肌类结节，弥散轻度受限，增强早期明显强化，前缘部分浅分叶，时间信号强度曲线略呈平台型（BI-RADS 4B 类，图 9-2-3）。

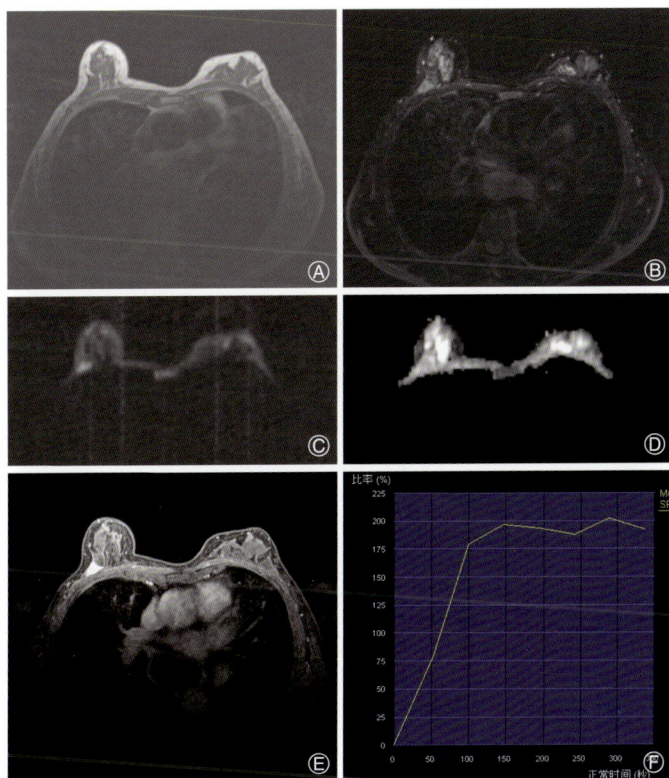

A. MRI 平扫 T_1WI；B. MRI 平扫 T_2WI；C. DWI 图，b 值 =1000；D. ADC 图；E. MRI 增强早期图；F. 动态增强病变时间信号强度曲线图。右乳外上象限紧贴胸大肌类结节信号影，呈等略长 T_1、长 T_2 信号，DWI 呈略高信号，增强早期明显强化，大小为 14mm×8mm，前缘部分浅分叶、脊角样突起，后缘紧贴胸大肌平直样强化影，时间信号强度曲线略呈平台型。

图 9-2-3　右乳高级别导管原位癌 MRI 图像

◆ 病理诊断

组织学类型：高级别导管原位癌，伴微浸润（图 9-2-4）。组织学分级：脉管内癌栓（−），神经侵犯（−）。前哨淋巴结未见转移（0/5）。

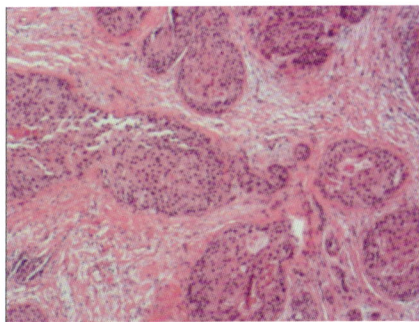

图 9-2-4　右乳高级别导管原位癌病理图像

◆ 病例解析

该患者肿块虽然较小，仅 1cm 左右，但患者皮下脂肪层较薄，腺体层亦不厚，肿块较早被扪及。其早期发现可以明显提高患者的生存率。超声图像上肿块内部典型的簇状钙化、丰富的血流，都是乳腺癌的有力诊断依据。乳腺 X 线头尾位因肿块靠近胸壁而未显示，内外侧斜位上清晰地显示了典型的簇状钙化。MRI 虽然对钙化不敏感，但是清晰地显示了肿块的范围、与胸大肌的关系、与周围组织的分界，为手术方案的制定提供了全面的信息。

【 左乳导管原位癌病例 】

视频 17　左乳导管原位癌病例

◆ 病情简述

患者，女性，56 岁，体检发现左乳肿块 2 周。

◆ 乳腺超声检查

左乳 3 点钟方向见片状低回声，内见多发点状强回声，周边见点状血流信号，弹性呈现显示质地较硬（BI-RADS 4B 类，图 9-3-1 ）。

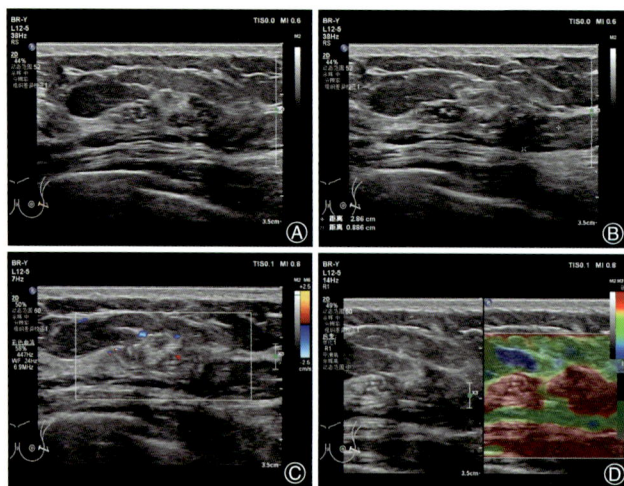

A、B. 左乳 3 点钟方向见片状低回声，范围约为 29mm×13mm×9mm，边界不清晰，边缘模糊，与周围组织分界不清，内见多发点状强回声；C. 肿块周边探及点状血流信号；D. 肿块质地较硬，呈红色，且红色部分的面积接近二维上肿块的面积。

图 9-3-1　左乳导管原位癌超声图像

◆ 乳腺 X 线检查

左乳外下象限占位，边界不清，内见区域样分布不定形钙化，周围腺体纠集（BI-RADS 4C 类，图 9-3-2）。

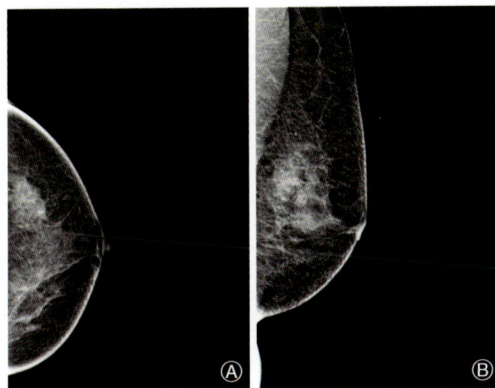

A. 左乳 X 线头尾位；B. 左乳 X 线内外侧斜位。左乳外下象限稍高密度不规则肿块，边界不清，范围约为 27mm×17mm，内部密度不均匀，见区域样分布不定形钙化，周围腺体纠集。

图 9-3-2　左乳导管原位癌 X 线图像

◆ 乳腺 MRI 检查

左乳外下象限占位，弥散轻度受限，增强早期簇集样强化，时间信号强度曲线呈平台型（BI-RADS 4C 类，图 9-3-3）。

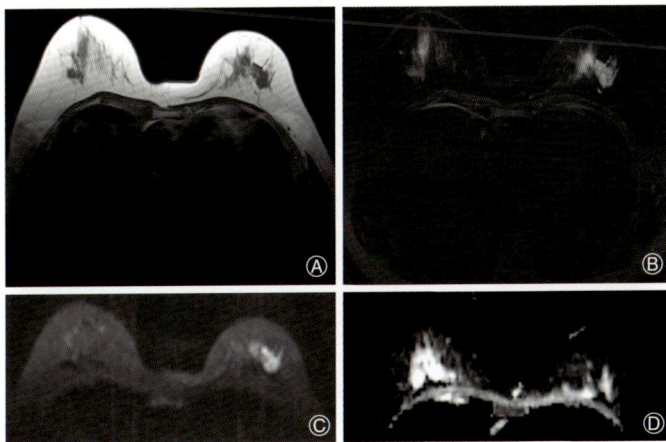

如图 9-3-3 所示，A. MRI 平扫 T_1WI；B. MRI 平扫 T_2WI；C. DWI 图，b 值 =1000；D. ADC 图；E. MRI 增强早期图；F. 动态增强病变时间信号强度曲线图。左乳外下象限等 T_1、长 T_2 占位，边界尚清，形态不规则，大小为 25mm×16mm，DWI 呈略高信号，增强早期病灶呈明显簇集样强化，时间信号强度曲线呈平台型。

图 9-3-3　左乳导管原位癌 MRI 图像

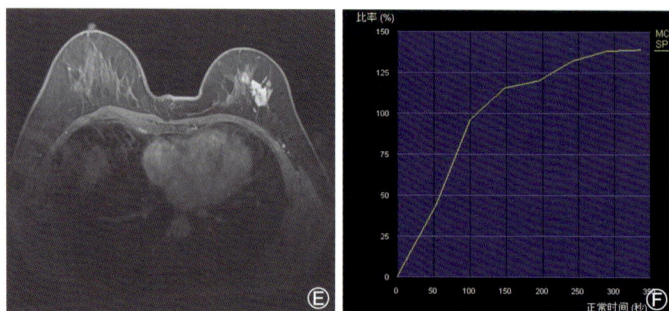

图 9-3-3（续）

◆ 病理诊断

组织学类型：导管原位癌，局部有微浸润，未见明确脉管内癌栓及神经侵犯（图 9-3-4）。左腋下前哨淋巴结未见癌转移（0/7）。

◆ 病例解析

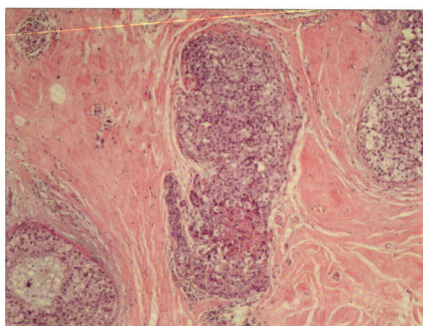

图 9-3-4　左乳导管原位癌病理图像

该患者体检发现左乳片状低回声，虽然肿块不小，但是占位效应不明显，肿块与周围腺体组织夹杂，非肿块的乳腺癌易发生漏诊或误诊。但该肿块内部出现了多发的点状钙化，为诊断乳腺癌提供了有力的依据。X 线上肿块内部的钙化显示非常典型，且出现了腺体纠集，所以 X 线的 BI-RADS 分类较超声更高。MRI 更加全面地展示了肿块的范围，且增强早期病灶的簇集样强化及平台型曲线都支持诊断。

参考文献

[1] Matsuzaki S, Shiba E, Kobayashi Y, et al. Stereotactic vacuum−assisted breast biopsy(Mammotomebiopsy) fornon−palpablemi−crocalcification on mammography[J]. Nippon Iqaku Hohasen Gakkai Zasshi, 2005, 65(1): 16−22.

[2] Greene T, Cocilovo C, Estabrook A, et al. A single institution review of new breast malignancies identified solely by sonography [J]. J Am Coll Surg, 2006, 203(6): 894−898.

[3] Kuhl CK, Schrading S, Bieling HB, et al. MRI for diagnosis of pure ductal carcinoma in situ: a prospective observational study[J]. Lancet Oncology, 2007, 8(5): 417−428.

[4] 赵海鹰，田忠，森本忠. 乳腺癌广泛导管内癌成分与组织蛋白酶 267 及单链表达的关系及临床意义 [J]. 中国实用外科杂志，2006，26（4）：227−229.

第十章

乳腺包裹性乳头状癌

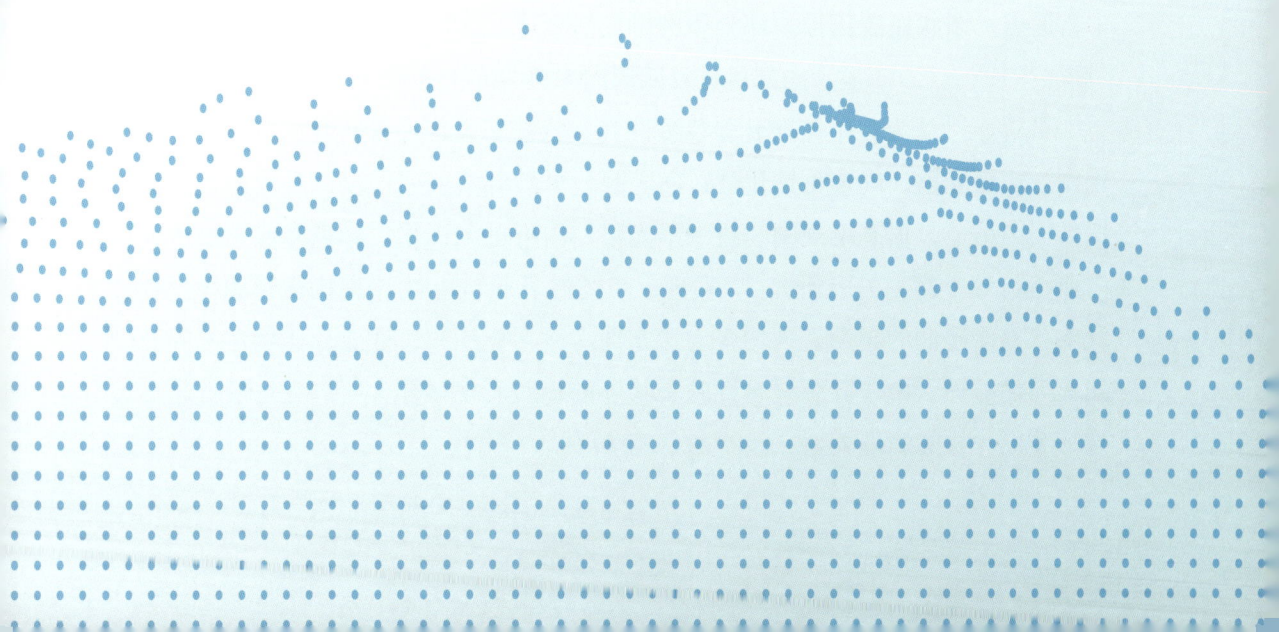

第一节 >>

概　述

　　乳腺包裹性乳头状癌（encapsulated papillary carcinoma，EPC）之前被称为囊内乳头状癌，发病率不足 2%[1]。在世界卫生组织 (WHO) 2012 版乳腺肿瘤分类标准中，乳腺包裹性乳头状癌被认为是一种低级别、惰性浸润癌，是乳头状病变中的一个独立病种[2]。临床表现以乳腺肿块为主，可伴乳头溢液。镜下，乳腺包裹性乳头状癌的肿瘤组织由纤维囊壁与周围乳腺组织分隔，肿瘤呈单房或多房囊实性肿块。囊壁厚薄不均，囊内壁被覆单层或多层立方状肿瘤细胞。乳腺包裹性乳头状癌可发生于女性任何年龄，多见于绝经后老年女性，发病年龄为 51 ～ 94 岁，较罕见，术前易被误诊为导管内乳头状病变、浸润性乳头状癌、浸润性导管癌等。目前，对乳腺包裹性乳头状癌的影像学特征认识不足，尤其缺乏超声影像学特征的分析评价，及与其他影像学方法的比较研究，存在一定的误诊率和漏诊率。

【乳腺超声检查】

　　乳腺包裹性乳头状癌在超声图像上常表现为：腺体内囊实性混合回声肿块，边界清晰，形态多规则，部分肿块可呈分叶状；肿块内实性部分呈乳头状位于肿块一侧，内呈均匀或不均匀的低回声，形态欠规则，CDFI 显示实性部分内可见丰富的点、条状血流信号。部分病例可见清晰环状高回声包绕的均匀低回声肿块（膨胀生长），CDFI 显示内部可见自四周向中央分布的条状丰富血流信号。

　　邓晶等[3]认为，单纯性乳腺包裹性乳头状癌多表现为囊实性混合回声，形态规则、边缘光整，内未见钙化灶；而乳腺包裹性乳头状癌伴浸润肿块多表现为实性低回声结节，形态不规则、边缘不光整，内可见无钙化，彩色多普勒显示肿块内血流信号丰富。另有研究[4-5]发现，单纯性乳腺包裹性乳头状癌与乳腺包裹性乳头状癌伴浸润的超声表现均多为囊实性占位，囊性与实性成分比例在不同亚型间无明显差异。由于乳腺包裹性乳头状癌的超声表现多样，所以无法根据超声表现来鉴别肿块的病理类型。

【乳腺 X 线检查】

乳腺包裹性乳头状癌在 X 线摄片上多表现为皮下脂肪完整，肿块呈类圆形或形态不规则，高或中等密度，边缘多光滑或呈浅分叶，部分病例肿块内可出现钙化灶；病灶内出现多形性微钙化的征象，恶性概率增加。在病变早期，特别是在致密型乳腺组织中 X 线对肿块的分辨率下降，X 线检查未能及时发现肿块而导致漏诊。因此，单纯根据乳腺包裹性乳头状癌 X 线检查的表现，很难将其与乳腺良性肿瘤相鉴别。

【乳腺 MRI 检查】

乳腺包裹性乳头状癌的 MRI 主要表现有三种肿块类型，包括以囊性为主、囊实性、以实性为主。其特征性 MRI 表现为囊实性肿块伴囊壁结节。肿块周围见扩张的导管有助于判断其为导管来源病变。另外，需警惕少见的以实性为主的肿块，其实性部分轮廓清晰，实性部分在 T_1WI 为等 - 稍高信号，T_2WI 图像上肿块内部呈现高信号，增强扫描肿块均呈环形强化，并且大部分囊肿可见强化的不规则乳头状团块影。根据 MRI 图像及强化程度，可对肿块做出良恶性的诊断，以免误诊。

【乳腺包裹性乳头状癌的治疗进展】

鉴于乳腺包裹性乳头状癌的组织学分类尚无统一标准。关于乳腺包裹性乳头状癌的治疗方法，目前尚存争议，国内外学者尚未对治疗方案形成共识。目前，对于乳腺包裹性乳头状癌，在临床常采取手术切除的方法，治疗仍以病灶局部切除（保乳手术）与单纯乳房切除两种手术方式为主，外加前哨淋巴结活检。

【乳腺包裹性乳头状癌的预后】

乳腺包裹性乳头状癌是一种少见的乳腺肿瘤，对其临床病理特征已有较充分的研究。目前，研究认为其是一种预后良好的浸润性乳腺肿瘤，生物学行为介于原位癌与浸润癌之间。但是关于乳腺包裹性乳头状癌的分子致病机制的研究仍十分匮乏，虽然乳腺包裹性乳头状癌中低级别患者预后良好，无论是否伴浸润，患者 5 年、10 年累积生存率总体无明显差异，但是原位高级别乳腺包裹性乳头状癌有远处转移及致死的报道，恶性程度较中低级别更高且预后不良。

第二节 ▶▶ ···

乳腺包裹性乳头状癌病例分析

【右乳乳腺包裹性乳头状癌病例 1 】

◆ 病情简述

患者，女性，67 岁，扪及右乳肿块 2 周，"核桃"大小，触诊质硬，界限清。

◆ 乳腺超声检查

右乳 8 点钟方向无回声，局部囊壁增厚，未探及血流信号（BI-RADS 4A 类，图 10-1-1 ）。

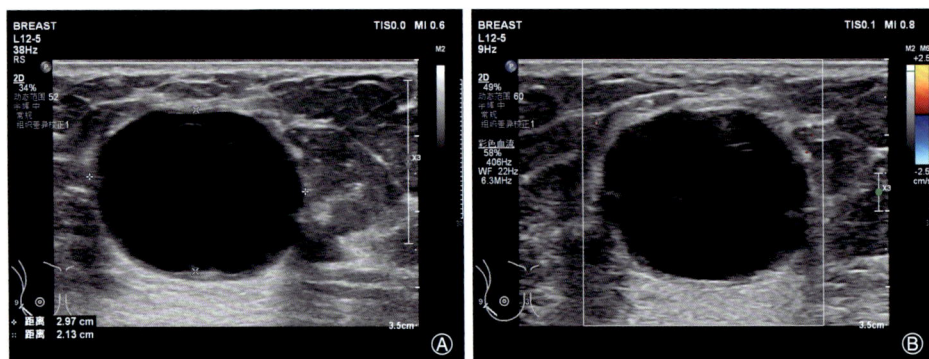

A. 右乳 8 点钟方向见无回声，大小为 30mm×23mm×21mm，边界清，形态规则，局部囊壁增厚，后壁回声增强；B. 肿块内未探及血流信号。

图 10-1-1　右乳乳腺包裹性乳头状癌超声图像

◆ 乳腺 X 线检查

右乳外上象限类圆形高密度肿块，边缘清晰（BI-RADS 4A 类，图 10-1-2 ）。

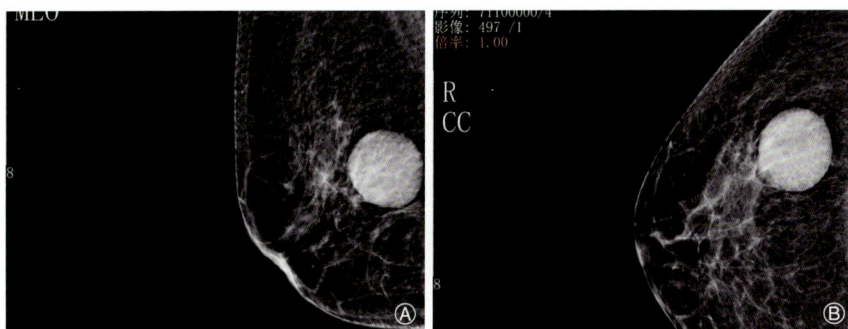

A、B. 右乳外上象限见一类圆形高密度肿块影，边缘清晰，内部密度欠均匀，大小为 30mm×31mm。

图 10-1-2　右乳乳腺包裹性乳头状癌 X 线检查图像

◆ 病理诊断

组织学类型：包裹性乳头状癌（图 10-1-3）。脉管内癌栓（－），神经侵犯（－），乳头（－），皮肤（－），基底（－），周围乳腺组织（－）。

右腋下前哨淋巴结未见癌转移（0/2）。ER（+50% 中 - 强），PR（+ 中），HER2（1+），Ki-67（+5%）。

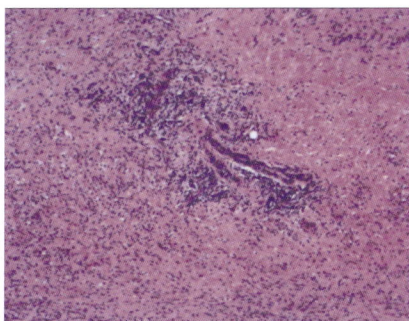

图 10-1-3　右乳乳腺包裹性乳头状癌病理图像

◆ 病例解析

该患者体检超声发现右乳无回声，边界清，形态规则，局部囊壁增厚，后壁回声增强，超声表现易被误认为是乳腺内的囊实性病变。在 X 线上的表现为圆形肿块，边缘清晰，因此很难将其与乳腺良性肿瘤相鉴别。该患者在术前未进行 MRI 检查，不过此类囊实性病变增强扫描时可见肿块均呈环形强化。

【右乳乳腺包裹性乳头状癌病例 2】

◆ 病情简述

患者，女性，67 岁，扪及右乳肿块半月，"核桃"大小，触诊质硬，界限清。

◆ 乳腺超声检查

右乳 9 点钟方向见混合回声，囊性为主，囊壁见不规则乳头状突起，实性部分探及血流信号（BI-RADS 4B 类，图 10-2-1）。

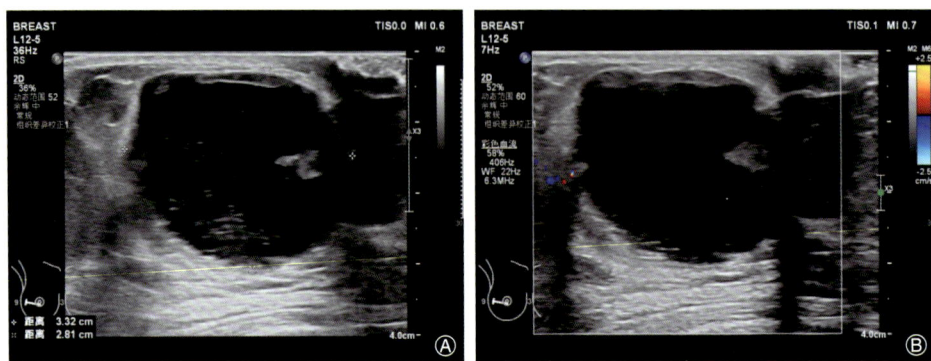

A. 右乳 9 点钟方向见混合回声，大小为 33mm×30mm×28mm，边界尚清，形态尚规则，囊性为主，囊壁不均匀增厚，壁上见数个乳头状突起；B. 乳头状突起内探及血流信号。

图 10-2-1　右乳乳腺包裹性乳头状癌超声图像

◆ 乳腺 X 线检查

右乳头外后方类圆形高密度肿块，边缘清晰，其内见圆形更高密度影（BI-RADS 4A 类，图 10-2-2）。

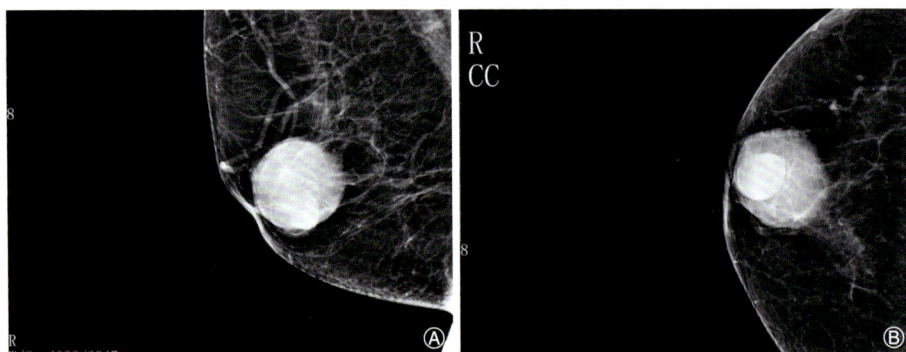

A、B. 右乳头外后方见一类圆形高密度肿块影，边缘清晰，内部可见更高密度影，大小为 32mm×33mm。

图 10-2-2　右乳乳腺包裹性乳头状癌 X 线检查图像

◆ 病理诊断

组织学类型：包裹性乳头状癌，灶区伴微浸润（图 10-2-3）。脉管内癌栓（－），神经侵犯（－），乳头（－），皮肤（－），基底（－），周围乳腺组织（－）。

右腋下前哨淋巴结未见癌转移（0/5）。ER（+90% 强），PR（+60% 中），HER2（2+），Ki-67（+5%）。

◆ **病例解析**

该患者超声发现右乳以囊性为主的混合回声，囊壁上见数个乳头状突起，乳头状突起内探及血流信号；其超声表现与导管内乳头状病变、浸润性乳头状癌、浸润性导管癌相似，术

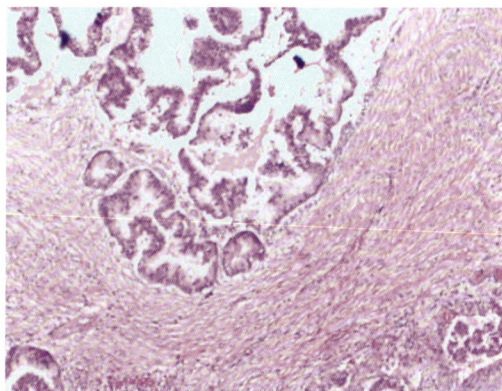

图 10-2-3　右乳乳腺包裹性乳头状癌病理图像

前超声很难鉴别，容易被误诊为导管内乳头状病变、浸润性乳头状癌、浸润性导管癌。X 线检查见肿块内圆形更高密度影，边缘清晰，因此单纯根据乳腺包裹性乳头状癌 X 线摄片表现，很难将其与导管内乳头状病变、浸润性乳头状癌、浸润性导管癌相鉴别。如患者术前行 MRI 检查，可见肿块实性部分在 T_1WI 图像上为等 - 稍高信号，在 T_2WI 图像上肿块内部呈现高信号，增强扫描肿块均呈环形强化，并且大部分囊肿可见强化的乳头状团块影。可根据 MRI 图像及强化程度对肿块做出良恶性的诊断，以免误诊。

【左乳乳腺包裹性乳头状癌病例】

◆ **病情简述**

患者，女性，74 岁，扪及左乳肿块 1 天，"核桃"大小，触诊质中，界限尚清。

视频 18　左乳包裹性乳头状癌病例

◆ **乳腺超声检查**

左乳 3 点钟方向见混合回声，实性为主，内见点状强回声，内探及丰富血流信号，弹性成像显示肿块质地较硬（BI-RADS 4C 类，图 10-3-1）。

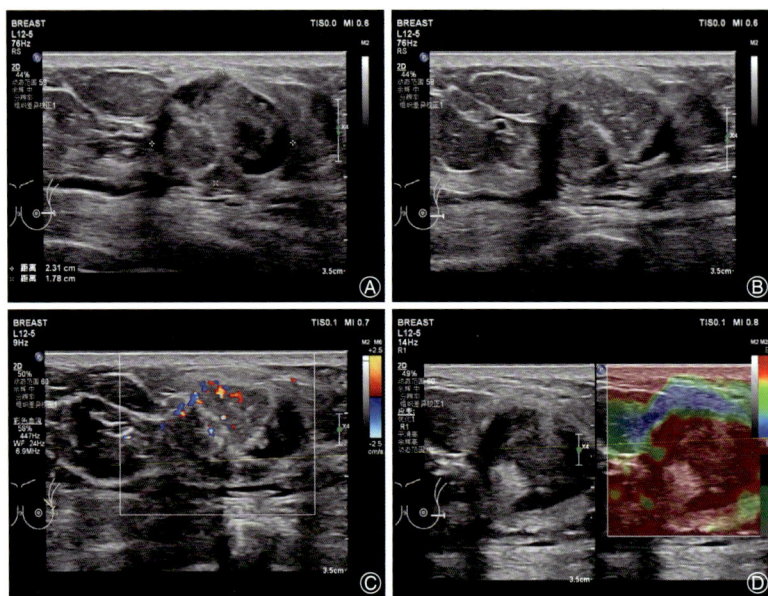

A、B. 左乳 3 点钟方向见混合回声，大小为 23mm×20mm×18mm，局部边界欠清，形态欠规则，肿块浅层与周围组织分界欠清，后方回声增强，内见数个点状强回声，可见侧方声影；C. 肿块内探及丰富血流信号；D. 弹性成像显示肿块质地较硬，几乎呈红色。

图 10-3-1　左乳乳腺包裹性乳头状癌超声图像

◆ **乳腺 X 线检查**

左乳外上象限类圆形较高密度结节，边缘清晰（BI-RADS 4A 类，图 10-3-2）。

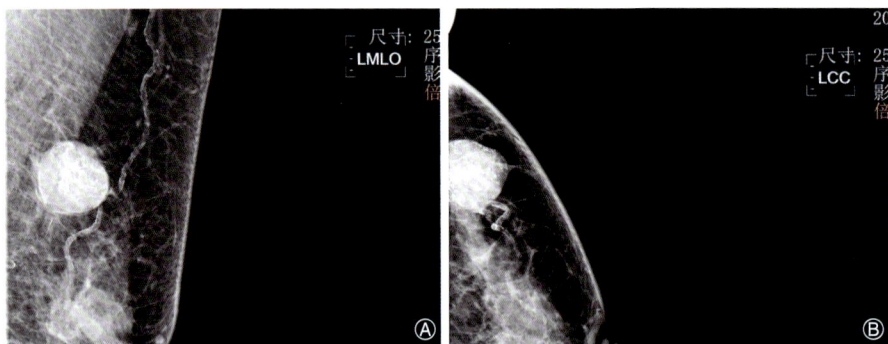

A、B. 左乳外上象限见一类圆形较高密度结节影，边缘清晰，内部密度不均，大小为 24mm×25mm。

图 10-3-2　左乳乳腺包裹性乳头状癌 X 线检查图像

◆ **病理诊断**

组织学类型：囊内乳头状癌，背景见多灶低 - 中级别导管原位癌（图 10-3-3）。脉管内癌栓（－），神经侵犯（－），乳头（－），皮肤（－），基底（－），周围乳腺组织（－）。淋巴结转移情况（转移数/淋巴结总数）：送检左腋下前哨淋巴结未见癌转移（0/3）。ER（－），PR（－），HER2（2+），Ki-67（+30%）。

◆ **病例解析**

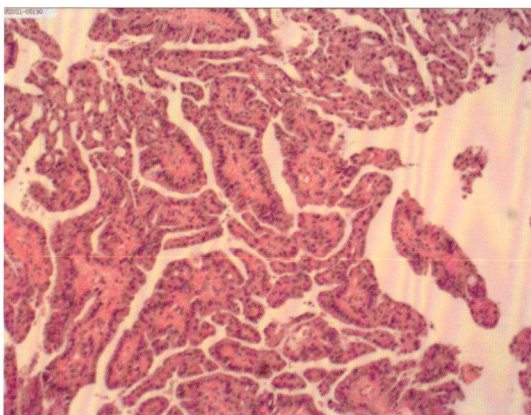

图 10-3-3　左乳乳腺包裹性乳头状癌病理图像

该患者因扪及左乳肿块而就诊，肿块超声表现为以实性为主的混合回声，其内见点状强回声，内血流信号丰富，弹性成像显示肿块质地较硬，依据超声显示可初步诊断该肿块偏向于恶性。在 X 线摄片上，该病例肿块内钙化点未能显示出来，这可能与肿块过于致密有关，这也是 X 线检查在致密性乳腺中的一个不足之处。该患者术前也未进行 MRI 检查，这可能是因为超声检查已经给出了初步的诊断。不过，以实性为主的肿块还是较少见的，此类肿块在 T_1WI 图像上为等-稍高信号，在 T_2WI 图像上肿块内部呈现高信号,增强扫描肿块均呈环形强化,可做出恶性的诊断。因此，术前结合超声、X 线以及 MRI 检查可以更加准确地做出判断。

参考文献

[1] Wynveen CA, Nehhozina T, Akram M, et al. Intracystic papillary carcinoma of the breast: an in situ or invasive tumor? Results of immunohistochemical analysis and clinical follow-up [J]. Am JSurg Pathol, 2011, 35(1): 1-14.

[2] Lakhani SR, Ellis IO, Schnitt SJ, et al. WHO classification of tumours of the breast[M]. Lyon: IARC Press, 2012.

[3] 邓晶，宗晴晴，徐祎，等 . 乳腺包裹性乳头状癌不同亚型的超声及病理对比分析 [J]. 中华医学杂志，2021，101（1）：57-61.

[4] Speer ME, Adrada BE, Arribase M, et al. Imaging of intracystic papillary carcinoma[J]. Curr Probl Diagn Radiol, 2019, 48(4): 348-352.

[5] Tang WJ, Liang YS, Yan J, et al. Magnetic resonance imaging(MRI) phenotypes may provide additional information for risk stratification for encapsulated papillary carcinoma of the breast[J]. Cancer Manag Res, 2020, 17(12): 11751−11760.

◆ 第十一章

乳腺实性乳头状癌

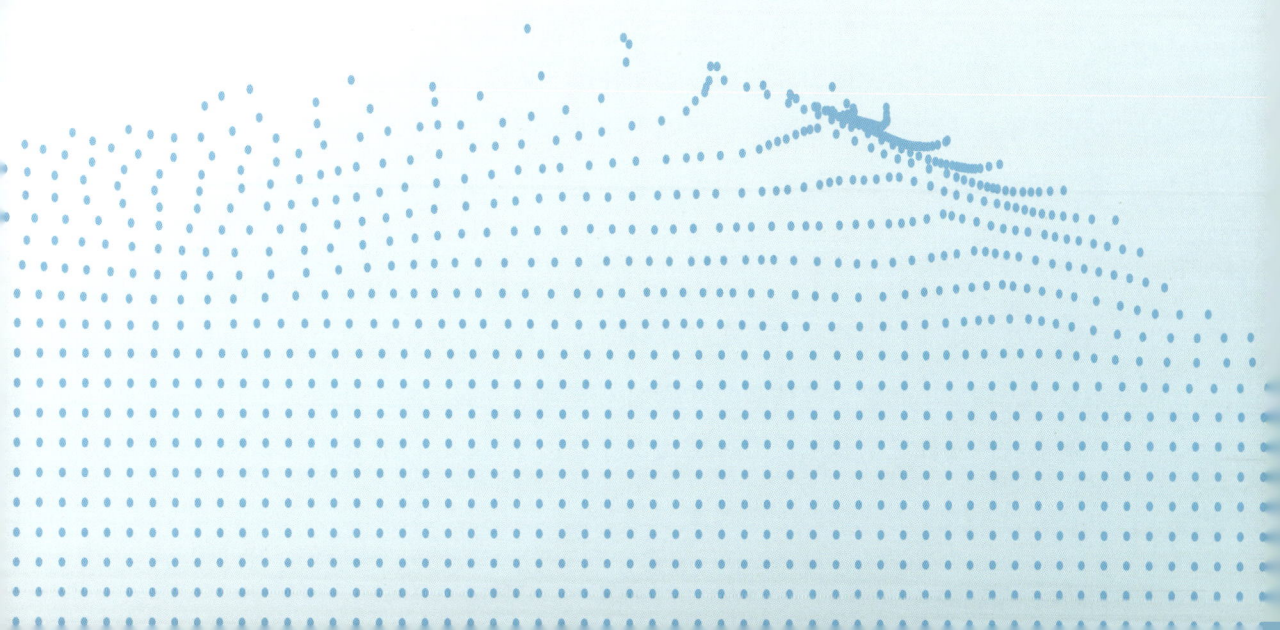

第一节 ❯❯

概　述

　　乳腺实性乳头状癌（solid papillary carcinoma，SPC）是一种少见的特殊类型的乳腺恶性上皮肿瘤，约占所有乳腺癌的 0.5% ～ 1%[1]，好发于绝经后老年女性，一般发病年龄 > 70 岁。2019 年，WHO 第 5 版乳腺肿瘤分类系统将其分为原位乳腺实性乳头状癌及浸润性乳腺实性乳头状癌[2-3]。临床上，多数患者乳腺有可触及的肿物，少数有血性溢液，肿瘤常见于乳腺中央区，一般无类癌综合征或内分泌高活性异常表现。从分子学水平看，乳头状癌细胞发生发展与正常乳腺细胞的发育存在相似性。乳腺实性乳头状癌的临床及影像学表现与导管内乳头状瘤、导管原位癌等病变相似，因此在临床工作中容易发生误诊。目前，常用的影像学检查方法有超声检查、X 线检查和 MRI 等，其中超声检查与 X 线检查为临床最常用的检查方法，在诊断方面各有优缺点。

【乳腺超声检查】

　　乳腺实性乳头状癌在超声图像上表现为低回声实性肿块，多单发，与皮肤呈水平生长，形态不规则，边缘不光整，后方回声增强或不变，可伴有局部导管扩张，部分肿块内可见钙化，血流分级为 Ⅱ ～ Ⅲ 级，阻力指数一般在 0.62 ～ 0.84，无腋窝淋巴结转移。浸润性乳腺实性乳头状癌多表现为实性肿块和非肿块型，原位乳腺实性乳头状癌多表现为导管型及实性肿块。超声图像上表现为实性肿块的乳腺实性乳头状癌需要与纤维腺瘤相鉴别，纤维腺瘤好发于年轻女性，超声检查所见多为低回声肿块，形态规则，边界清晰，无钙化。导管型乳腺实性乳头状癌需要与导管内乳头状瘤相鉴别，导管内乳头状瘤的发病年龄及肿块大小均较乳腺实性乳头状癌小；超声表现上，导管内乳头状瘤的肿块离乳头较近，内回声均匀，无明显钙化。浸润性乳腺实性乳头状癌较原位乳腺实性乳头状癌更易出现肿块形状不规则，边缘不光整，包括微分叶或毛刺等恶性特征；原位乳腺实性乳头状癌较浸润性乳腺实性乳头状癌更有可能出现导管扩张[4]。虽然乳腺实性乳头状癌的超声表现具有一定的特征性，超声造影检查可提高其诊断准确度，但仍无法鉴别原位乳腺实性乳头状癌及浸润性乳腺实性乳头状癌。

【乳腺 X 线检查】

乳腺实性乳头状癌在 X 线影像上主要表现为不对称致密的肿块影，少数肿块内可见微钙化，肿块多位于乳头后方及乳晕区，部分肿块呈高密度，边界清晰、边缘浅分叶、小部分边缘模糊似鼠尾征，纵横径比 > 1。乳腺实性乳头状癌内少见钙化，在部分患者可见良性钙化或可疑微钙化，钙化的出现可能与合并导管原位癌内的微钙化有关。浸润性微乳头状癌呈不规则肿块，边缘模糊，边界不清，部分伴细微钙化灶，与浸润性导管癌征象相似。X 线检查在微钙化的检出率虽然高于高频超声，但在肿块血流及乳腺导管扩张方面的检出率不及高频超声检查。

【乳腺 MRI 检查】

在 MRI 图像上，肿块多位于乳晕后区，多发，部分肿块周围导管扩张。T_1WI 平扫呈低和（或）稍低信号，抑脂 T_2WI 序列呈稍高或混杂高信号。乳腺实性乳头状癌的强化形态以非肿块型强化为主；非肿块型强化病灶较大且更常伴随导管扩张。乳腺实性乳头状癌表现为结节/肿块型强化者，形态规则，呈圆形或者椭圆形，部分肿块边缘不规则，少数可伴有瘤周水肿，内部可呈均匀强化、不均匀强化或环形强化。MRI 平扫部分肿块抑脂 T_2WI 序列呈稍高信号或混杂高信号。MRI 在显示乳头状病变方面比其他辅助检查领先一步，对乳腺实性乳头状癌的检出率和诊断准确度均明显高于乳腺 X 线和超声检查。乳腺实性乳头状癌与其他乳头状癌在影像上存在一定重叠，术前难以达到病理学诊断，但术前 MRI 检查可帮助准确评估病灶范围，给出准确的 BI-RADS 分类，提示有无恶性乳头状病变的可能，是术前评估中最有用的方法，有助于临床医师选择手术方式。

【乳腺实性乳头状癌的治疗进展】

乳腺实性乳头状癌的治疗以外科手术切除为主，包括病变完整切除、乳腺部分切除或者全乳切除术等。

【乳腺实性乳头状癌的预后】

乳腺实性乳头状癌患者预后良好，极少发生远处转移，通常仅在乳腺实性乳头状癌伴浸润癌中出现淋巴结及远处转移。

第二节

乳腺实性乳头状癌病例分析

【左乳实性乳头状癌病例 1】

视频 19　左乳实性
乳头状癌病例 1

◆ 病情简述

患者，女性，72 岁，发现左乳溢血 2 周。

◆ 乳腺超声检查

左乳 9 点钟方向见多个不规则低回声，沿导管走行，周边导管扩张，肿块周边探及血流信号，弹性成像显示肿块质硬（BI-RADS 4C 类，图 11-1-1）。

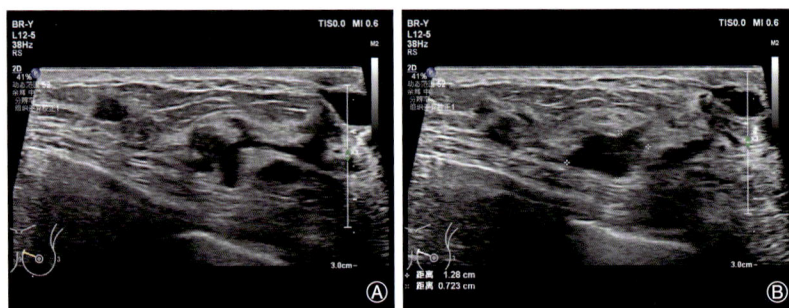

A、B、C、D. 左乳 9 点钟方向见多个低回声，沿导管分布，较大者 13mm×9mm×7mm，形态不规则，边界不清，边缘模糊，成角毛刺，紧邻肿块周边的导管及靠近乳头处的导管扩张；E、F. 肿块周边探及血流信号，频谱多普勒显示阻力指数高；G、H. 弹性成像显示肿块质地均较硬，呈红色，且面积大于二维显示肿块的面积。

图 11-1-1　左乳实性乳头状癌超声图像

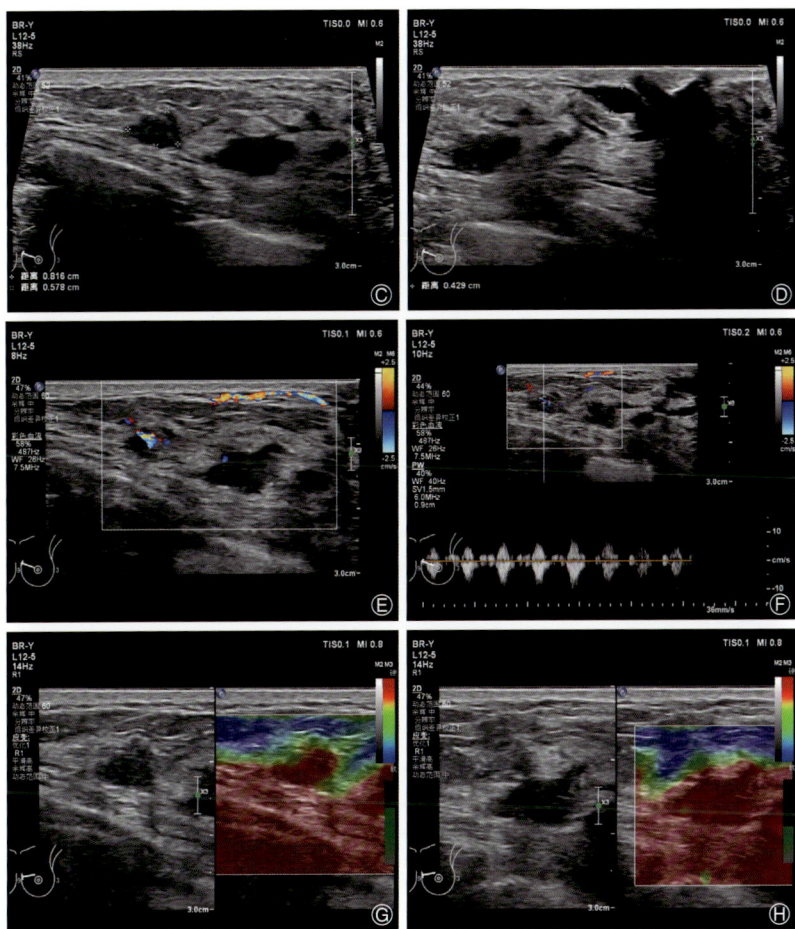

图 11-1-1（续）

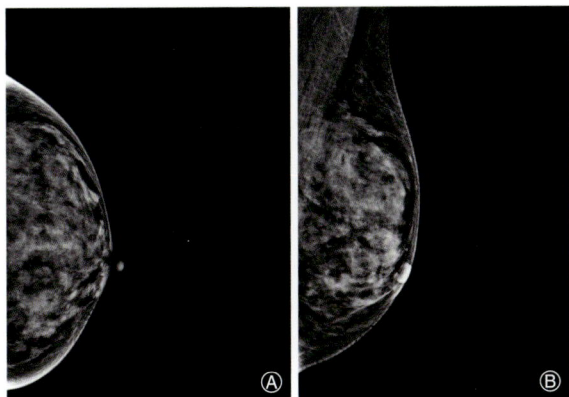

◆ 乳腺 X 线检查

左乳腺体呈团片状、类结节样不均密度增高影，未见明确占位及异常钙化。（BI-RADS 3 类，图 11-1-2）。

A、B. 左侧乳腺腺体呈团片状及类结节状不均密度增高影分布，边界模糊，层次欠清楚，乳腺内未见明确占位及异常钙化影。

图 11-1-2　左乳 X 线图像

◆ 病理诊断

组织学类型：导管内实性乳头状癌伴微浸润（图 11-1-3）。脉管内癌栓（－），神经侵犯（－）。左前哨淋巴结未见癌转移（0/4）。ER（+95% 强），PR（+80% 强），HER2（1+），Ki-67（+5%）。

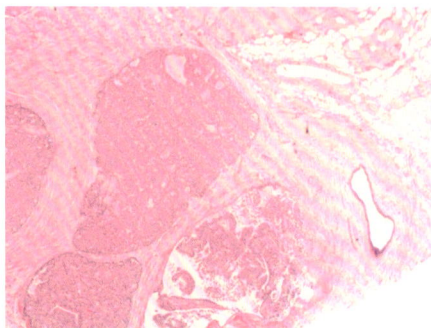

图 11-1-3　左乳实性乳头状癌病理图像

◆ 病例解析

该老年女性因左乳头溢血就诊，超声检查发现左乳 9 点钟方向多个低回声肿块，沿导管分布，其二维超声表现较典型，频谱多普勒显示阻力指数高，弹性成像显示肿块质地均较硬。但是因患者腺体非常致密，肿块较小，且肿块内部没有钙化，所以 X 线未能检测到肿块。该病例当时未行 MRI 检查，如术前进行 MRI 检查，则可以更好地观察累及的范围，有助于术前准确评估病灶范围，以助于临床医师制定合适的手术方案。

【左乳实性乳头状癌病例 2】

视频 20　左乳实性乳头状癌病例 2

◆ 病情简述

患者，女性，69 岁，发现左乳肿块伴乳头溢血 1 周，肿块如"小核桃"大小，质地中等，境界不清。

◆ 乳腺超声检查

左乳 3 点钟方向见多个不规则低回声，周边导管扩张，肿块周边探及丰富血流信号，弹性成像显示肿块质硬（BI-RADS 4C 类，图 11-2-1）。

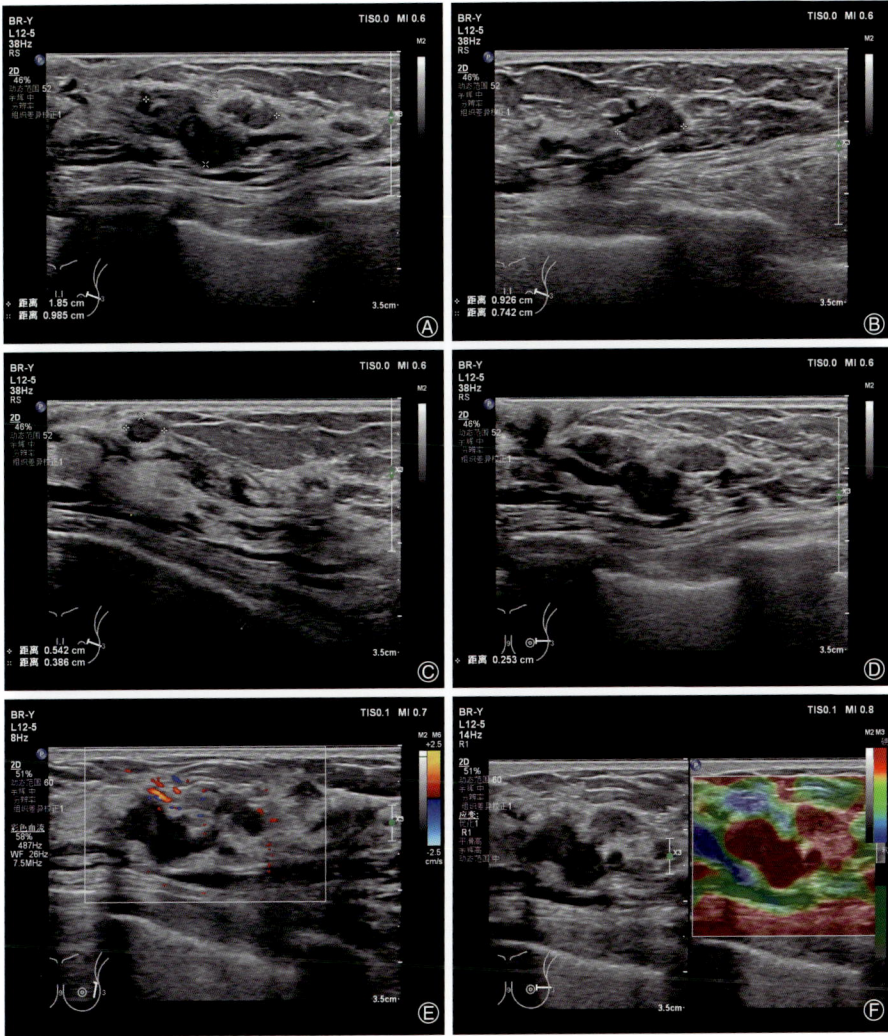

A、B、C、D. 左乳 3 点钟方向见多个低回声，内回声欠均，较大者 19mm×10mm×10mm，边界不清，形态不规则，呈分叶状，周边可见导管扩张；E. 肿块周边探及血流信号，且较为杂乱；F. 弹性成像显示肿块质硬，呈红色，且面积大于二维图像显示的面积。

图 11-2-1　左乳实性乳头状癌超声图像

◆ 乳腺 X 线检查

左乳呈斑片状、类结节状不均密度增高影分布，其中最大结节位于左乳中偏外侧象限，呈分叶状，未见明显钙化（BI-RADS 4A 类，图 11-2-2）。

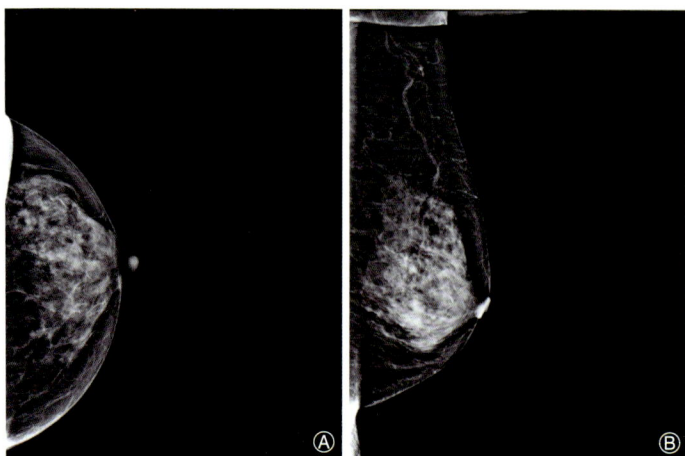

A、B. 左乳呈斑片状、类结节状不均密度增高影分布，边界模糊，层次欠清楚，其中最大结节位于左乳中偏外侧象限，大小为 11mm×13mm，局部呈分叶状改变，病灶内未见钙化，邻近腺体未见纠集紊乱征象。

图 11-2-2　左乳实性乳头状癌 X 线图像

◆ **病理诊断**

组织学类型：实性乳头状癌伴微浸润（图 11-2-3）。脉管内癌栓（－），神经侵犯（－），淋巴结转移情况：左前哨淋巴结未见癌转移（0/5）。ER（+95% 强），PR（+90% 强），HER2（1+），Ki-67（+5%）。

◆ **病例解析**

该患者为老年女性，有典型的乳头溢血症状，超声表现为多个不规则

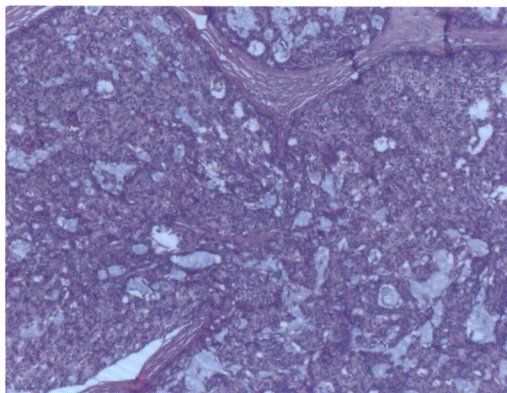

图 11-2-3　左乳实性乳头状癌病理图像

的低回声肿块，周边导管扩张，血流信号丰富，弹性成像显示肿块质地也较硬，符合恶性的征象。而因患者腺体较为致密，肿块内部也没有钙化，腺体也无纠集，仅见一分叶状的致密影，不如超声图像典型。患者在术前未进行 MRI 检查，若进行 MRI 检查，则可在冠状位更好地显示肿块全貌、累及的范围，为手术方案的制定提供可靠的依据。

【左乳实性乳头状癌病例 3】

视频 21　左乳实性
乳头状癌病例 3

◆ 病情简述

患者，女性，78 岁，发现左乳肿块伴乳头溢血 20 天，肿块如"黄豆"大小，质地中等，边界欠清。

◆ 乳腺超声检查

左乳 3 点钟方向乳头旁见不规则低回声，内见点状强回声，肿块内探及血流信号，弹性成像显示肿块质地中等（BI-RADS 4C 类，图 11-3-1）。

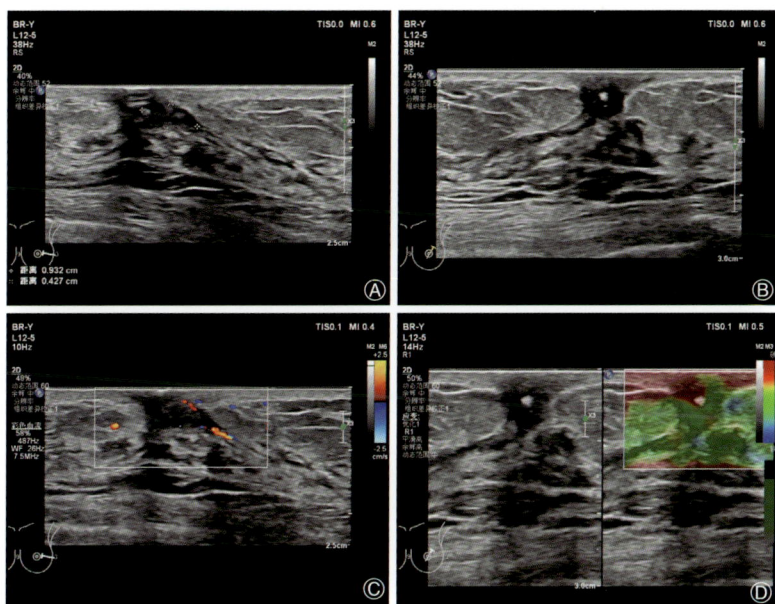

A、B. 左乳 3 点钟方向见低回声，大小为 9mm×8mm×4mm，肿块紧贴乳头，边界欠清，形态不规则，成角，边缘模糊，内见点状强回声；C. 肿块内探及长条状血流信号；D. 弹性成像显示肿块质地中等，呈红绿相间。

图 11-3-1　左乳实性乳头状癌超声图像

◆ 乳腺 X 线检查

左乳腺体呈斑片状、类结节状不均密度增高影，左乳头后方小斑片状钙化，未见明确占位（BI-RADS 3 类，图 11-3-2）。

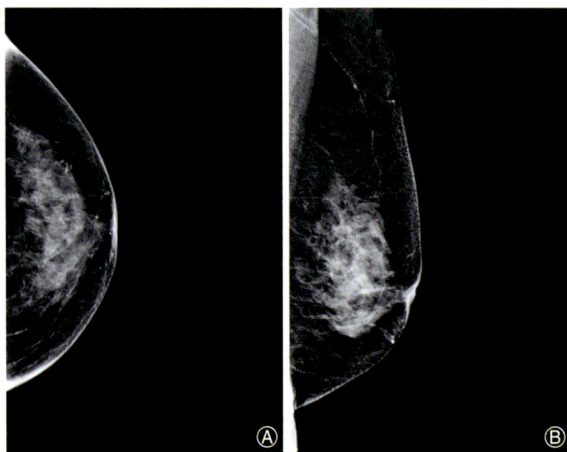

A、B. 左乳呈斑片状、类结节状不均密度增高影,边界模糊,层次欠清楚,左乳头后方见小斑片状钙化,未见明确占位影。

图 11-3-2　左乳实性乳头状癌 X 线图像

◆ **病理诊断**

组织学类型：导管内实性乳头状癌伴微浸润（图 11-3-3）。脉管内癌栓（－），神经侵犯（－）。淋巴结转移情况：左前哨淋巴结未见癌转移（0/5）。ER（+95% 强），PR（+95% 强），HER2（1+），Ki-67（+10%）。

◆ **病例解析**

该老年患者也是因乳头溢血而就诊，且在乳头旁有 1cm 左右的肿块。

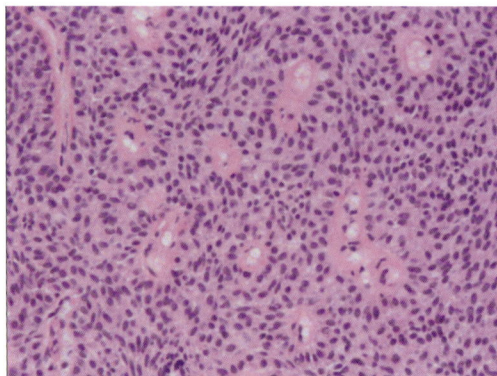

图 11-3-3　左乳实性乳头状癌病理图像

虽然肿块较小，但是超声非常清晰地显示了肿块的边界、形态、局部成角、肿块内部的钙化以及血流信号。结合该患者的临床症状，还是倾向于恶性肿瘤。通过 X 线未能观察到明显的肿块，仅见乳头后方小斑片状钙化且钙化较粗，倾向于良性，所以 X 线给出了 BI-RADS 3 类的诊断。X 线对较小的软组织肿块的敏感性远不如超声检查。该患者术前未做 MRI。MRI 虽然对钙化不敏感，但可以清晰地显示肿块的范围，为临床诊断及手术方案的制定提供可靠的依据。

参考文献

[1] Wynveen CA, Nehhozina T, AkramM, et al. Intracystic papillary carcinoma of the breast: an in situ or invasive tumor? Results of immunohistochemical analysis and clinical follow-up[J]. Am J Surg Pathol, 2011, 35(1): 1-14.

[2] Lakhani SR, Ellis IO, Schnitt SJ, et al. WHO classification of tumours of the breast[M]. Lyon: IARC Press, 2012.

[3] 邓晶，宗晴晴，徐祎，等 . 乳腺包裹性乳头状癌不同亚型的超声及病理对比分析 [J]. 中华医学杂志，2021，101（1）：57-61.

[4] Speer ME, Adrada BE, Arribase M, et al. Imaging of intracystic papillary carcinoma[J]. Curr Probl Diagn Radiol, 2019, 48(4): 348-352.

第十二章

乳头佩吉特病

概　述

乳头佩吉特病（Paget disease of the nipple）由 James Paget 于 1874 年首次提出，是乳腺癌的一种罕见形式，也是一种特殊类型的皮肤肿瘤。其常表现为乳头乳晕区瘙痒、脱屑、红斑等湿疹样改变，好发于绝经后女性，平均发病年龄为 50 岁。该病病程长、发展缓慢且临床少见，临床表现与乳房湿疹相像。乳头佩吉特病早期诊断有一定困难，在临床中易被误诊、误治。目前，乳头佩吉特病的发病机制尚不明确，组织活检找到佩吉特细胞是诊断乳头佩吉特病的金标准。

【乳腺超声检查】

乳头佩吉特病在超声图像上表现为乳头、乳晕区增厚以及导管扩张，乳晕旁肿块边缘模糊或毛刺、不清晰；肿块形态不规则；肿块内部不均质低回声；肿块血供丰富；可伴有腋窝淋巴结肿大。多数病例合并乳腺导管内癌或浸润性癌，导管原位癌常是双侧发病，超声表现为位于导管内的不规则肿块、管状低回声信号，在扩张的导管内可见微小乳头状瘤；浸润性癌表现为形状不规则、边界不光滑（小叶、毛刺或蟹足状）的低回声肿块且内部回声欠均匀，部分肿块内部散在点状强回声，肿块内部及周边均可见血流信号。有研究指出，在合并乳腺肿块的乳头佩吉特病中，超声的检出率是 X 线的 3 倍[1]。超声在早期能够发现腋下异常淋巴结，对预测乳腺癌腋窝淋巴结转移具有重要意义，术前及术后淋巴结转移对患者的预后至关重要。超声对腋窝淋巴结的检出率优于 X 线，对肿块内微钙化的检出率同样优于 X 线。

【乳腺 X 线检查】

通过 X 线检查可显示乳房内肿块，以及乳头和乳晕皮肤增厚、钙化情况，并能观察乳头内陷、乳晕及后方导管增粗，以及腺体内结构扭曲、紊乱，并有钙化等征象。该病罕见且样本量少，目前尚缺乏深入研究。关于 X 线在本病诊断中的检查价值，目前评价不一。有关乳头佩吉特病 X 线检查阳性率，报道差异较大，从 17.5% 到 97% 不等 [2]。国外有文献报道，在确诊为乳头佩吉特病的患者中，22%～50% 的 X 线显示为阴性。但 X 线摄片对微小钙化较为敏感，因此 X 线检查对术前评估及预后判断具有一定的参考意义。

【乳腺 MRI 检查】

乳腺 MRI 是发现隐匿性乳腺癌的重要诊断工具。乳头佩吉特病常合并乳腺导管内癌或浸润性癌，占比为 10%～28%，因此乳腺 MRI 在早期诊断中起到重要作用。乳腺 MRI 能够以动态增强序列进行对比，有助于区分正常或病变的乳头、乳晕，并且帮助评估肿瘤的侵犯程度。Kim 等 [3] 对 10 例确诊为乳头佩吉特病的患者进行分析，乳腺 MRI 对同时合并导管内癌或浸润性癌的患者均提示乳头有明确的病变，敏感性为 100%。Dominici 等 [4] 对 51 例乳头佩吉特病患者进行分析，在 23 例行乳腺 MRI 检查的患者中有 17 例存在隐匿性乳腺癌（占比为 74%）。这些研究表明，与 X 线摄片相比，乳腺 MRI 在发现隐匿性乳腺癌方面更为敏感，因此在术前分期评估及治疗方案制定中意义重大。

【乳头佩吉特病的治疗进展】

外科手术仍是乳头佩吉特病的首选治疗方式，但关于手术方式尚存在争议。目前，保乳术加放疗成为乳头佩吉特病的治疗趋势。乳腺 MRI 能够更好地发现隐匿性乳腺癌，在术前评估中意义重大。若合并乳房肿块或淋巴结转移，则需要行改良根治术或保留皮肤的全乳房切除术。前哨淋巴结活检技术是手术治疗中不可缺少的一部分，有助于术中评估是否存在腋窝淋巴结转移。术后可根据是否合并浸润性癌或导管内原位癌、有无淋巴结转移及免疫组化，辅以化疗或靶向治疗。临床诊断需要配合影像学检查以及病理学检查进行，影像学中主要使用超声和 X 线。

【乳头佩吉特病的预后】

影响本病预后的主要因素包括是否有明显乳房内肿块、合并浸润性癌或导管内原位癌及有无淋巴结转移等。仅有乳头、乳晕病变者，预后最好；合并乳房内肿块者，预后较差；伴淋巴结转移者，预后最差。

第二节 ▶▶

乳头佩吉特病病例分析

【左乳头佩吉特病病例 1】

◆ 病情简述

患者，女性，58 岁，左乳头反复结痂、破溃、脱皮 4 个月。

◆ 乳腺超声检查

左乳外下象限近乳头见片状低回声，累及皮下组织，肿块内探及血流信号（BI-RADS 4A 类，图 12-1-1）。

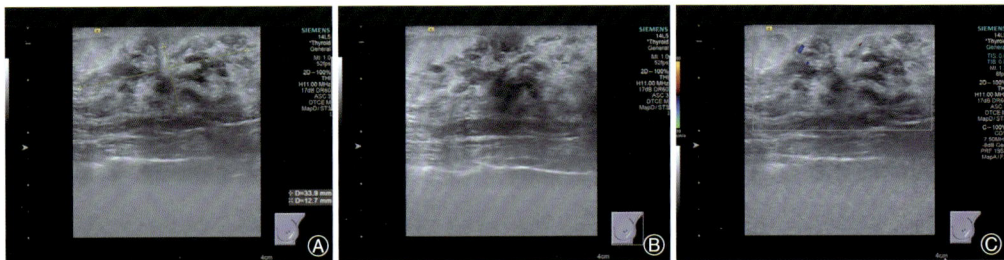

A、B. 左乳外下象限近乳头见片状低回声，范围为 34mm×16mm×13mm，边界不清，边缘模糊，扩张导管内见低回声填充，浅层累及皮下组织；C. 肿块内探及点状血流信号。

图 12-1-1　左乳头佩吉特病超声图像

◆ 乳腺 X 线检查

左乳晕区局部非对称性致密影，乳晕区皮肤增厚，乳头略凹陷，后部腺体未见纠集紊乱（BI-RADS 4B 类，图 12-1-2）。

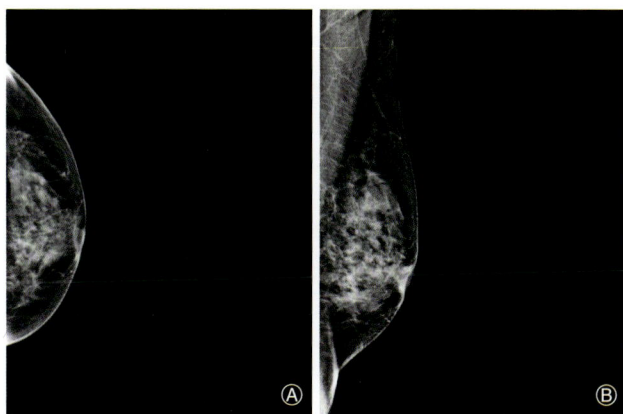

图 12-1-2　左乳头佩吉特病 X 线图像

A. 左乳 X 线头尾位；B. 左乳 X 线内外侧斜位。左乳晕区局部非对称性致密影，范围为 14mm×5mm，乳晕区皮肤增厚，乳头略凹陷，后部腺体未见纠集紊乱。

◆ 病理诊断

组织学类型：中 - 高级别导管原位癌伴多灶微浸润（图 12-1-3）。脉管内癌栓（－），神经侵犯（－），乳头、皮肤（见佩吉特样累及），基底（－），周围乳腺组织（－）。淋巴结转移情况（转移数 / 淋巴结总数）：左前哨淋巴结未见转移（0/2）。ER（－），PR（－），HER2（3+），Ki-67（+40%）。

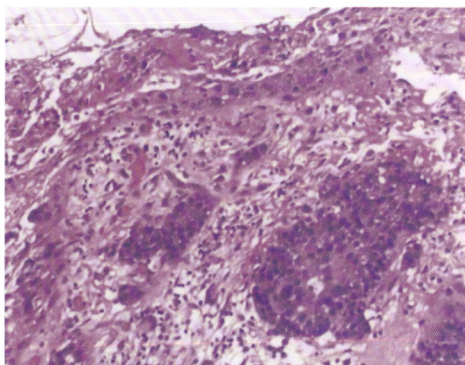

图 12-1-3　左乳头佩吉特病病理图像

◆ 病例解析

该患者因左乳头反复结痂、破溃、脱皮就诊，超声检查发现乳头片状低回声，累及皮下组织，肿块内探及血流信号，超声表现与乳腺局部炎性表现相似，因此超声上很难将其与乳腺炎性疾病相鉴别。X 线检查见左乳晕区局部非对称性致密影，乳晕区皮肤增厚，但是这些表现并不能为其诊断提供较有价值的参考信息。

乳腺 MRI 能够以动态增强序列进行对比，有助于区分正常或病变的乳头、乳晕，并且帮助评估肿瘤的侵犯程度。但该患者术前并没有进行 MRI 检查。

【左乳头佩吉特病病例 2】

◆ 病情简述

患者，女性，71 岁，左乳头反复结痂、破溃、脱皮 3 个月。

◆ 乳腺超声检查

左乳 10 点钟方向见低回声，边界欠清，形态欠规则，肿块内未见血流信号，弹性成像显示肿块质地较软（BI-RADS 4A 类，图 12-2-1）。

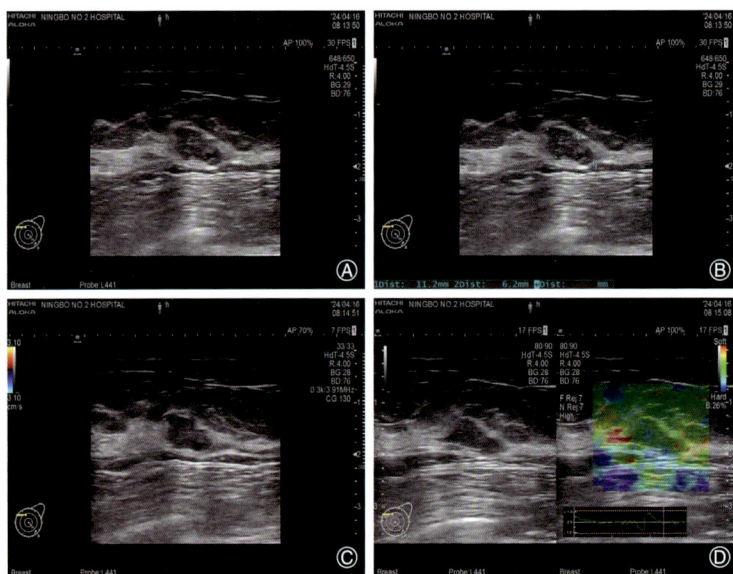

A、B. 左乳 10 点钟方向见低回声，大小为 11mm×7mm×6mm，距离乳头约 20mm，边界欠清，边缘略模糊，形态欠规则，浅分叶状，内回声欠均，见小片状无回声区，后方回声增强；C. 肿块内未见明显血流信号；D. 弹性成像显示肿块质地较软，主要呈绿色。

图 12-2-1　左乳头佩吉特病超声图像

◆ 乳腺 X 线检查

左乳内侧象限乳头水平簇状分布不定型钙化，相应前方类结节影（BI-RADS 4A 类，图 12-2-2）。

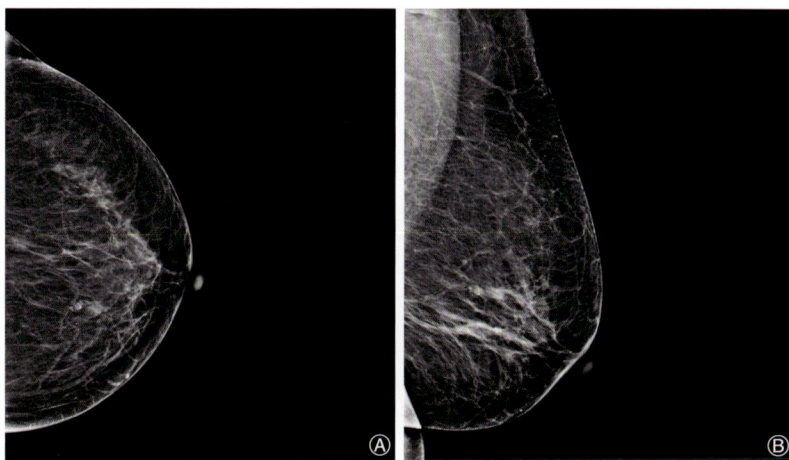

A. 左乳 X 线头尾位；B. 左乳 X 线内外侧斜位。左乳内侧象限乳头水平簇状分布不定型钙化，范围为 13mm×6mm，相应前方有类结节影。

图 12-2-2　左乳头佩吉特病 X 线图像

◆ 乳腺 MRI 检查

左乳内上象限局部梭形、条状异常信号影，内信号欠均匀，边界尚清，弥散未受限，增强早期轻度管条样、环形强化，动态增强时间信号强度曲线呈渐进型强化。另，左乳头皮肤增厚，T_2WI 信号增高，增强早期明显强化（BI-RADS 4A 类，图 12-2-3）。

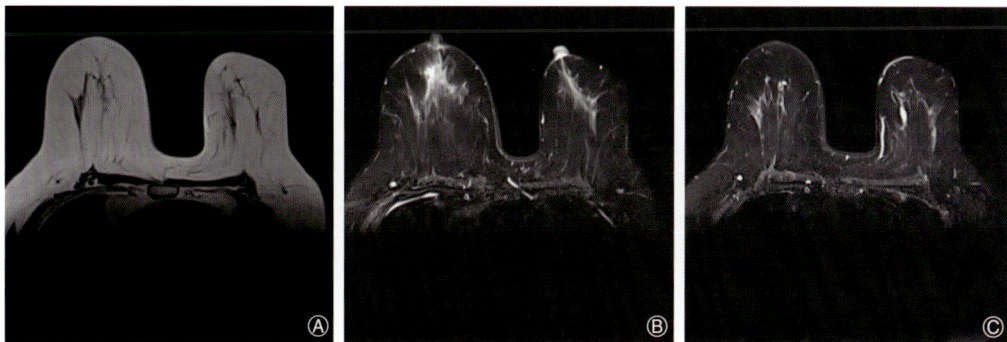

A. MRI 平扫 T_1WI；B、C. MRI 平扫 T_2WI；D. DWI 图，b 值 =1000；E. ADC 图；F、G. MRI 增强早期图；H. 动态增强病变时间信号强度曲线图。左乳内上象限见局部梭形、条状异常信号影，呈略长 T_1、长 T_2 信号，内信号欠均匀，病灶边界尚清，DWI 呈高信号，ADC 图呈高信号（T_2 透过效应），增强早期轻度管条样、环形强化，时间信号强度曲线呈渐进型强化。另，左乳头皮肤较右侧增厚，T_2WI 呈高信号，信号较右侧增高，增强早期可见明显强化，强化幅度高于右侧乳头。

图 12-2-3　左乳头佩吉特病 MRI 图像

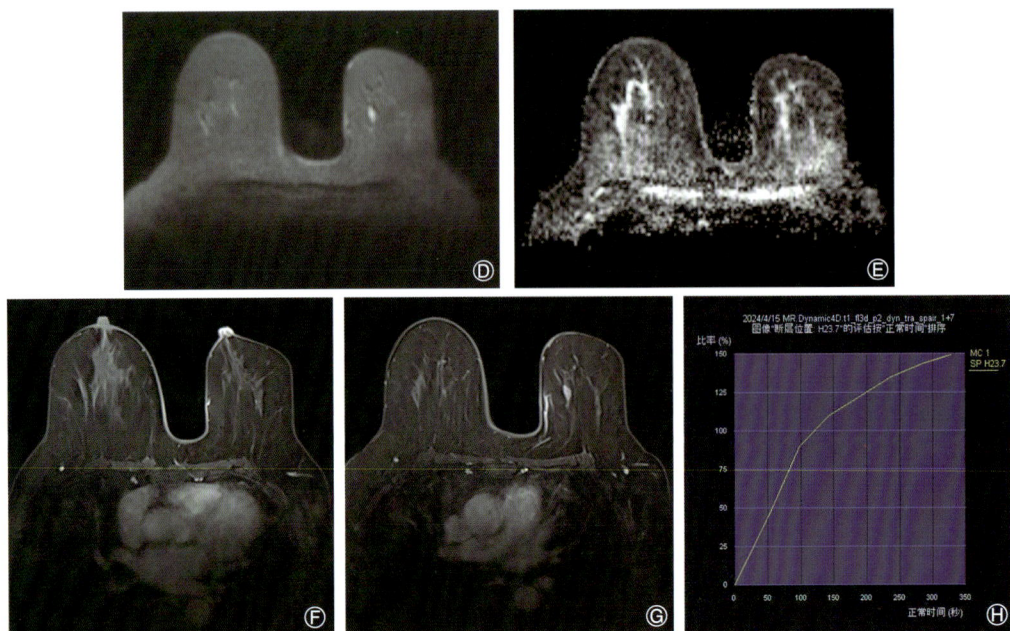

图 12-2-3（续）

◆ **病理诊断**

组织学类型：黏液癌（图 12-2-4 和图 12-2-5）。脉管内癌栓（－），神经侵犯（－），乳头、皮肤（乳头佩吉特病，下方见高级别导管原位癌），基底（－），周围乳腺组织（－），淋巴结转移情况（转移数/淋巴结总数）：左前哨淋巴结未见转移（0/2）。ER（－），PR（－），HER2（3+），Ki-67（+40%）。

（左乳头）皮肤表皮见癌累及，呈湿疹样癌（乳头佩吉特病）。

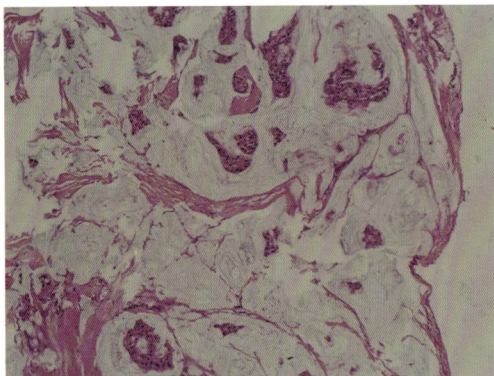

图 12-2-4　左乳 10 点钟方向肿块病理

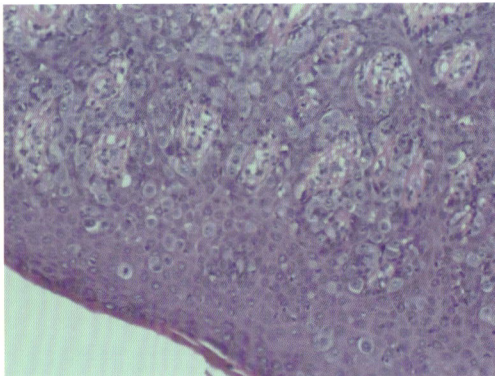

图 12-2-5　左乳乳头病理

◆ **病例解析**

　　该患者也因左乳头反复结痂、破溃、脱皮而就诊。超声发现其左乳呈低回声，弹性成像显示肿块质地较软，可能与病理类型有关。本例合并黏液癌，而多数乳头佩吉特病患者合并乳腺导管内癌或浸润性癌。X 线检查显示左乳内侧象限乳头水平簇状分布不定型钙化，为良恶性的鉴别提供一定的参考。术前 MRI 检查提示左乳内上象限局部梭形、条状异常信号影，增强早期轻度管条样、环形强化，时间信号强度曲线呈渐进型强化；另，左乳头皮肤增厚，T_2WI 信号增高，增强早期明显强化。通过乳腺 MRI，能区分正常或病变的乳头、乳晕，评估肿瘤的侵犯程度。与 X 线摄片、超声相比，MRI 更为敏感，因此在术前分期评估及治疗方案制定中具有重要的意义。

参考文献

[1] 詹小林，严昆，关瑞宏，等 . 彩色多普勒超声诊断乳腺 Paget 病的价值及分析 [J]. 中国超声医学杂志，2015（8）：755.

[2] 夏玉明，汪兴龙，刘明秀，等 . 乳腺皮肤改变的 X 线分析 [J]. 吉林医学，2013，34（28）：5868-5870.

[3] Kim HS, Seok JH, Cha ES, et al. Significance of nipple enhancement of Paget's disease in contrast enhanced breast MRI [J]. Arch Gynecol Obstet, 2010, 282(2): 157-162.

[4] Dominici LS, Lester S, Liao GS, et al. Current surgical approach to Paget's disease[J]. Am J Surg, 2012, 204(1): 18-22.

第十三章

乳腺恶性叶状肿瘤

概　述

　　乳腺叶状肿瘤（phyllodes tumor, PT）是发生于乳腺导管周围间质或者乳腺小叶内部的一种少见肿瘤，其发病率占所有乳腺肿瘤的 0.3% ～ 1.0%[1]。其由 Müller 于 1838 年首先描述，并被命名为"叶状囊肉瘤"。1981 年，WHO 将其更名为"叶状肿瘤"。根据组织学特征，乳腺叶状肿瘤被分为良性、交界性、恶性三类。其中，乳腺恶性叶状肿瘤（malignant phyllodes tumor, MPT）约占乳腺叶状肿瘤的 8.9%。乳腺恶性叶状肿瘤多发于中年女性，绝大部分患者表现为无痛性、质硬和单侧的包块，且部分肿块可能多年来生长比较缓慢但是在短时间段内会快速增大。目前，其病因尚不明确，可能与内分泌激素紊乱、种族、地域、卫生习惯、生育哺乳等因素有关。对于乳腺恶性叶状肿瘤，多行乳腺单纯切除术。其对放化疗均不敏感，内分泌治疗和靶向治疗的意义尚不明确。

【乳腺超声检查】

　　超声是乳腺疾病的首选检查手段。乳腺恶性叶状肿瘤声像图以分叶状最多见，大体病理显示狭长弯曲的裂隙将瘤体分隔成叶状，声像图表现与病理表现相符合。乳腺恶性叶状肿瘤边界清晰，多与肿瘤压迫邻近乳腺间质并构成假包膜有关。同时，乳腺恶性叶状肿瘤内可见囊性无回声区，这与乳腺叶状肿瘤体积较大，其内常伴纤维变性、出血坏死区，基质成分叶状凸向囊腔并形成无回声区有关[2]。乳腺恶性叶状肿瘤内部回声不均匀，可能与乳腺叶状肿瘤质地较硬且组织成分以基质细胞过度增生为主，内部成分混杂有关。乳腺恶性叶状肿瘤很少出现钙化，且多为粗大钙化，与良性乳腺叶状肿瘤相似。有研究显示，乳腺恶性叶状肿瘤 Ⅱ～Ⅲ 级血流明显多于乳腺良性叶状肿瘤，是因为乳腺恶性叶状肿瘤微血管密度高于良性和交界性乳腺叶状肿瘤[3]。

【乳腺 X 线检查】

X 线是临床诊断乳腺叶状肿瘤较为常用的影像学方法，具有操作简便、经济的特点，是临床普查乳腺疾病的首选方法。X 线上，乳腺叶状肿瘤以圆状、分叶状为主，边界清晰或模糊，少部分可见肿瘤周围低密度环[4]。X 线在临床上应用较为广泛，但其影像学征象的特异性较低，良恶性鉴别诊断较为困难。

【乳腺 MRI 检查】

乳腺叶状肿瘤患者 MRI 的主要表现为不规则肿块。乳腺叶状肿瘤常伴有出血、囊变、坏死和黏液样变性，故 T_2WI 信号显示多为内部不均匀的情况，患者的病灶信号多呈现不均匀升高。MRI 检查 T_2WI 低信号分隔表现更多出现在乳腺交界性及恶性叶状肿瘤患者中。乳腺叶状肿瘤患者的动态增强检查结果显示，良性或交界性乳腺叶状肿瘤的时间信号强度曲线大多为Ⅰ型或Ⅱ型，而恶性多为Ⅲ型。DWI 能反映人体组织中水分子的运动情况，ADC 值是研究检测量化的有效指标。叶状肿瘤病灶部位的 ADC 值一般处于较高水平，且良性病变患者病灶的 ADC 值明显高于交界性及恶性病变患者[5]。

【乳腺恶性叶状肿瘤的治疗进展】

乳腺叶状肿瘤的治疗以手术为主，良性和交界性叶状肿瘤的治疗以肿物扩大切除为主。对于恶性叶状肿瘤，单纯乳房切除术可能是最佳选择；对于伴腋窝淋巴结肿大或已证实淋巴结转移的患者，可行改良根治术。关于放疗和化疗的价值，目前尚存在争议。部分研究发现，放疗能够降低局部复发的风险，但对生存率没有明显影响[6]。而乳腺恶性叶状肿瘤复发后，发生转移的概率会大大增高，且预后不良。如果肿瘤侵犯胸大肌，则应切除部分胸大肌；如果术区缺损范围较大，可以通过植皮或转瓣方法来修补缺损。

【乳腺恶性叶状肿瘤的预后】

影响乳腺恶性叶状肿瘤复发和预后的危险因素有恶性程度、肿瘤大小、切缘和肿瘤间质增生等[7]。理论上，恶性叶状肿瘤可以转移到全身任何部位，而肺和骨通常是最常见的转移部位。多数研究显示，乳腺恶性叶状肿瘤预后较好，但如果出现肿瘤无法切除或发生远处转移（如肺转移、脑转移等），患者生存期大多在半年以内[8]。

第二节

乳腺恶性叶状肿瘤病例分析

【左乳恶性叶状肿瘤病例】

◆ 病情简述

患者，女性，58岁，无意中发现左侧乳房肿块1天，"核桃"大小，边界清晰，质韧，无红肿热痛，无皮肤色泽改变。

◆ 乳腺超声检查

左乳下象限见多个低回声融合，可见包膜，血流信号不明显（BI-RADS 4B类，图13-1-1）。

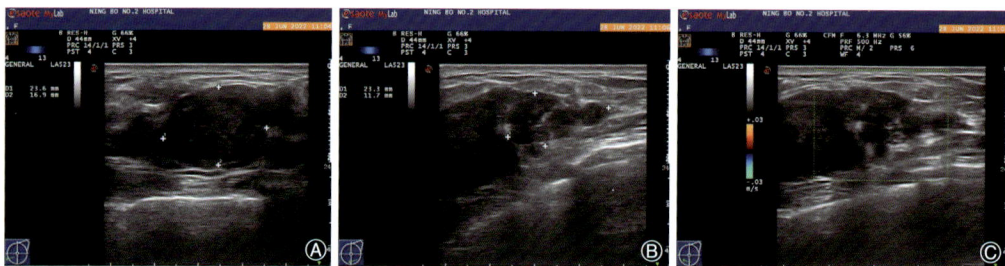

A. 左乳8点钟方向见大小为24mm×17mm的低回声区，可见包膜，局部边界欠清，肿块内部回声欠均，可见小片状回声减低区，后方回声增强；B. 8点钟方向肿块旁近6点钟处见另一低回声肿块，大小为23mm×12mm，边界欠清，形态欠规则，为多个融合而成；C. 肿块内部血流信号不明显。

图13-1-1　左乳恶性叶状肿瘤超声图像

◆ 乳腺 X 线检查

左乳内下象限非对称性致密，边界不清，内密度不均匀，周围腺体纠集（BI-RADS 4B 类，图 13-1-2 ）。

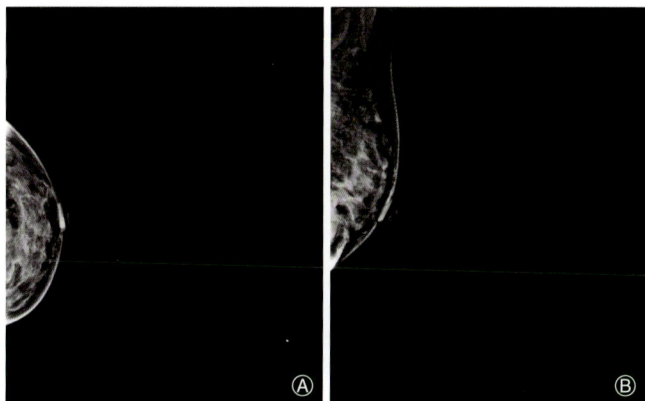

A. 左乳 X 线头尾位；B. 左乳 X 线内外侧斜位。左乳内下象限非对称性致密，范围为 20mm×21mm，边界不清，内密度不均匀，周围腺体纠集。

图 13-1-2 左乳恶性叶状肿瘤 X 线图像

◆ 乳腺 MRI 检查

左乳混杂信号软组织占位，边界不清，呈分叶状，实性部分弥散受限，增强早期实性部分明显强化，呈流出型强化，非实性区未见强化（BI-RADS 4C 类，图 13-1-3 ）。

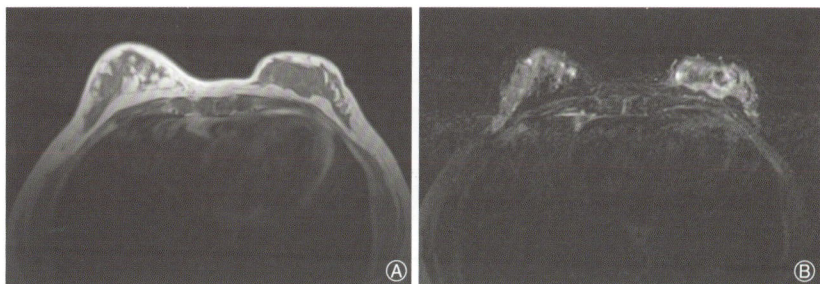

A. MRI 平扫 T_1WI；B. MRI 平扫 T_2WI；C. DWI 图，b 值 =1000；D. ADC 图；E. MRI 增强早期图；F. MRI 增强延迟期图。左乳见一团块状软组织占位，呈等 T_1、长 T_2 信号，内信号不均匀，可见团片状短 T_2 信号，病灶边界不清，呈分叶状，大小为 46mm×25mm。实性部分 DWI 呈明显高信号，ADC 值明显减低；短 T_2 区 DWI 呈低信号，ADC 值较高。增强早期，实性部分明显强化，延迟期强化幅度减低，呈流出型强化，短 T_2 区未见强化。

图 13-1-3 左乳恶性叶状肿瘤 MRI 图像

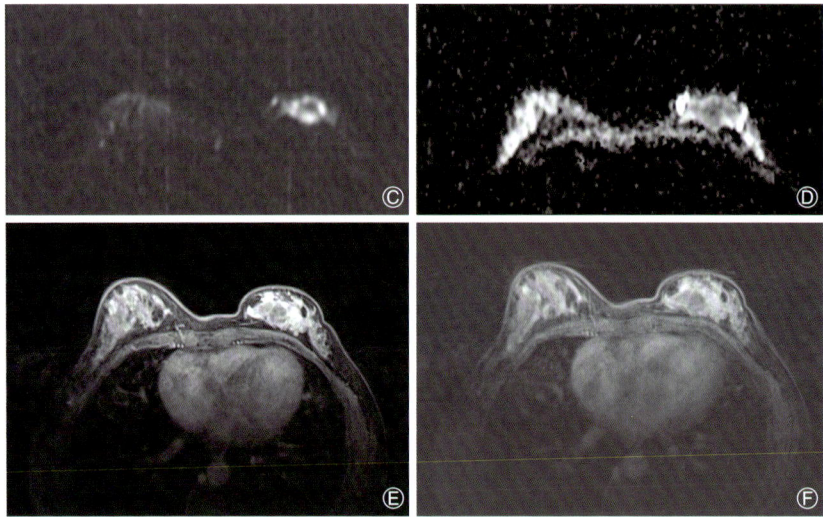

图 13-1-3（续）

◆ **病理诊断**

（左乳肿块）纤维上皮性肿瘤，间质细胞分布不均伴异型，核分裂象 > 10 个 /2mm²，局部边界不清伴浸润（图 13-1-4），结合免疫组化，符合恶性叶状肿瘤，大小为 40mm×35mm×20mm。

免疫组化：ER（－），PR（－），CK5/6（－），P63（－），Ki-67（+40%），HER2 BC（－），P40（－），CD34（－），CK(pan)（－），P53（＋），CD117（－），EGFR（＋）。

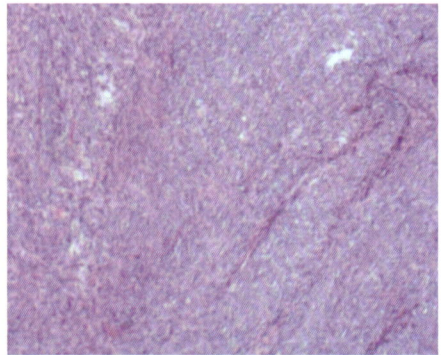

图 13-1-4 左乳恶性叶状肿瘤病理图像

◆ **病例解析**

该患者无意中发现左侧乳房肿块，超声表现为低回声肿块，可见包膜样回声，考虑肿瘤压迫邻近腺体组织而形成假包膜，但局部边界欠清，内部回声欠均，出现小片状回声减低区，这可能与肿块较大、肿瘤内细胞生长速度不一、局部出现出血坏死有关。X 线上，肿块也表现为内部密度不均、边界不清，同时伴有周边腺体纠集等恶性征象。MRI 表现为左乳软组织占位，内信号不均匀，且实性部分 DWI 呈明显高信号，ADC 值明显减低，呈流出型强化。这些表现均高度提示肿块为恶性肿瘤，但不能据此直接诊断为恶性叶状肿瘤。

【右乳恶性叶状肿瘤病例 1】

◆ 病情简述

患者,女性,42岁,发现右乳肿块 3 月余,近期明显增大,"鸡蛋"大小,质地硬,边界尚清,局部胀痛,皮肤色泽无改变。

◆ 乳腺超声检查

右乳 6 点钟方向见混合回声,大部分呈无回声,边缘可见血流信号,弹性成像显示肿块质地略硬(BI-RADS 4B 类,图 13-2-1)。

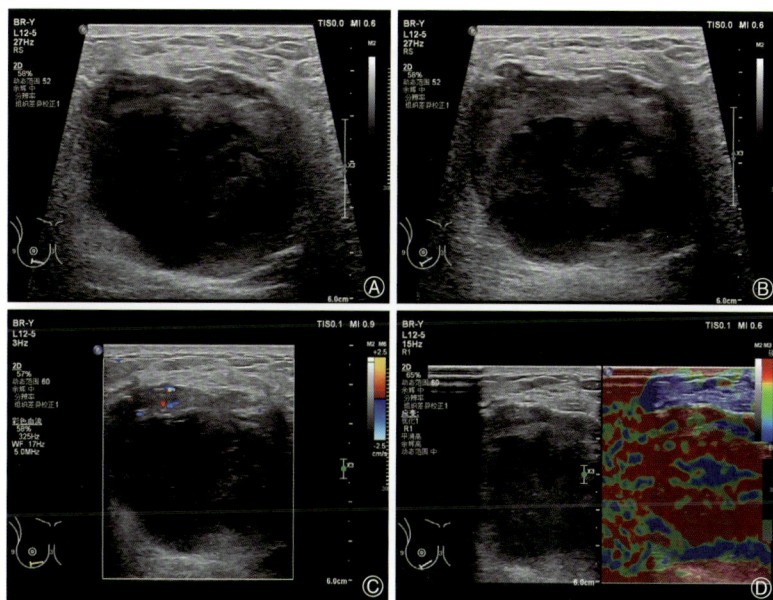

A、B. 右乳 6 点钟方向见混合回声,大小为 56mm×47mm,大部分呈无回声,边界不清,边缘模糊,形态欠规则,后方回声增强;C. 肿块边缘实性部分内探及条状血流信号;D. 弹性成像呈现肿块质地较硬,呈红绿相间。

图 13-2-1　右乳恶性叶状肿瘤超声图像

◆ 乳腺 X 线检查

右乳深部高密度占位,边界清晰,呈浅分叶,内见散在小点状钙化,周围见低密度环(BI-RADS 4A 类,图 13-2-2)。

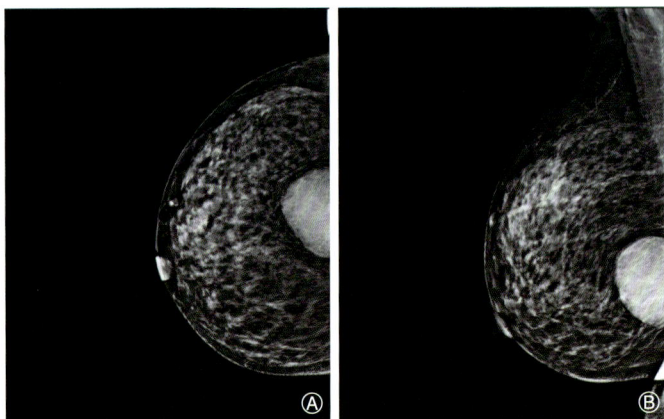

A. 右乳 X 线头尾位；B. 右乳 X 线内外侧斜位。右乳中央腺体区深部见一个部分显示的高密度占位，所示大小为 57mm×34mm，边界清晰，呈浅分叶，内密度欠均匀，内见散在小点状钙化，周围见低密度环。

图 13-2-2　右乳恶性叶状肿瘤 X 线图像

◆ **病理诊断**

（右乳肿块）叶状肿瘤，间质丰富，疏密不均，可见间质过度生长（图 13-2-3），核分裂像大于 10 个 /2mm^2，细胞中 - 重度异型，肿瘤区域边界不清，结合 WHO 评价标准，符合恶性叶状肿瘤，肿块最大径约 5cm。

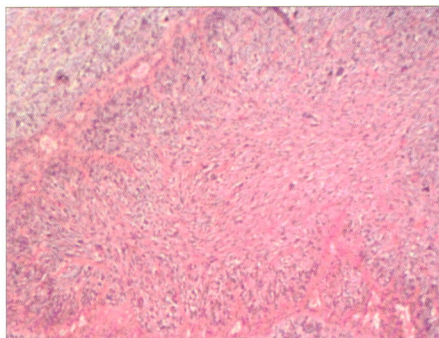

图 13-2-3　右乳恶性叶状肿瘤病理图像

免疫组化：CK(pan)（-），P63（-），Vimentin（+），CK5/6（-），SMA（-），Ki-67（+45%），ER（-），Desmin（-），S-100（-），CD34（-），Bcl-2（+），B-catenin（+），PR（-），HER2 BC（0），MyoD1（-），P40（-）。

◆ **病例解析**

该患者发现右侧乳房肿块 3 月余，因之前无疼痛等不适而未予处理，近期因肿块明显增大而就诊。超声检查发现右乳约 6cm 的混合回声肿块，肿块大部分呈无回声，这可能与肿块近期明显增大、内部出现坏死出血有关。弹性超声提示肿块质地较硬，可能是肿块内部出血坏死，导致内部张力增大。超声表现较符合恶性叶状肿瘤声像图。X 线提示右乳高密度占位，内密度欠均匀，且内部散在小点状钙化，而超声未能扫查到微小钙化点。患者乳腺肿块短期内迅速增大的临床症状，结合影像学表现，高度怀疑乳腺恶性叶状肿瘤，也为手术方案的制定提供重要的信息。

【右乳恶性叶状肿瘤病例 2】

◆ 病情简述

患者，女性，68 岁，20 年前发现左侧乳房肿块，当时如"核桃"大小，后自觉肿物缓慢增大；近期肿块生长迅速，明显增大，如"葫芦"大小，左侧乳腺明显增大，双侧乳腺不对称。

◆ 乳腺超声检查

左乳见一巨大混合回声包块，实性部分约占 2/3，可见包膜样回声，实性部分可见血流信号（BI-RADS 4C 类，图 13-3-1）。

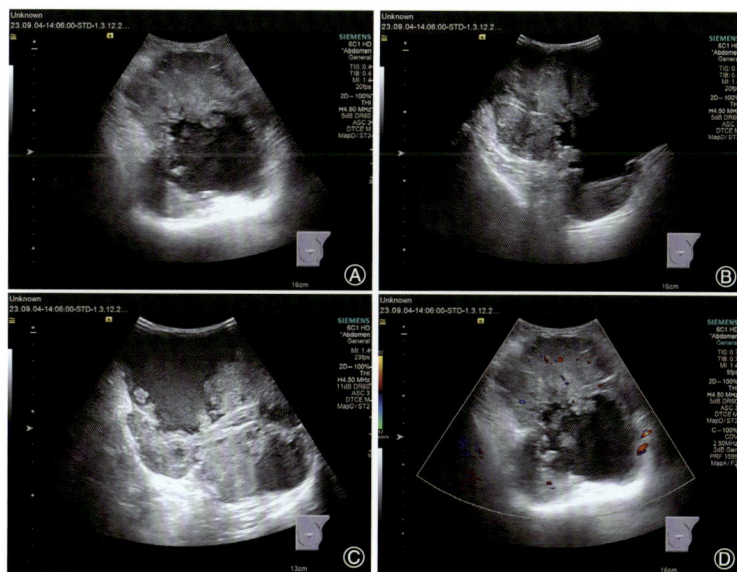

A、B. 左乳见巨大混合回声，估测大小为 152mm× 128mm，后方边界清，肿块两侧边界欠清晰，形态不规则，后方回声增强，内部回声不均匀，其内实性回声约占 2/3；C. 肿块周边可见假包膜样回声；D. 肿块内实性部分可见血流信号。

图 13-3-1　左乳恶性叶状肿瘤超声图像

◆ 乳腺 MRI 检查

左乳巨大不规则占位，内信号混杂，可见坏死、囊变、出血，病灶边界不清，呈分叶状，病灶囊壁及其内分隔厚薄不均，实性部分弥散受限，增强早期实性部分明显不均匀强化，时间信号强度曲线为平台型（BI-RADS 4A 类，图 13-3-2）。

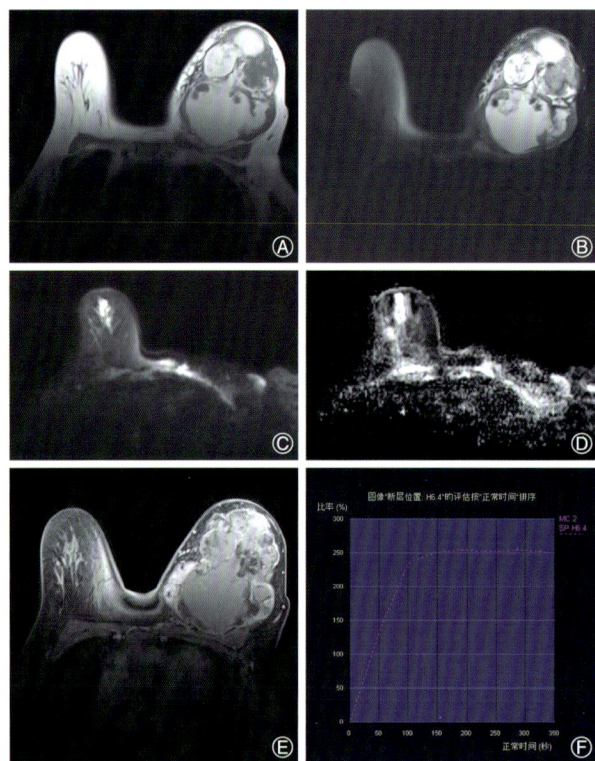

A. MRI 平扫 T_1WI；B. MRI 平扫 T_2WI；C. DWI 图，b 值 =1000；D. ADC 图；E. MRI 增强早期图；F. 动态增强病变时间信号强度曲线图。左乳见一个巨大不规则占位，内信号混杂，T_1WI 呈等、高信号，T_2WI 呈等、高、低信号，病灶边界不清，呈分叶状，大小为 118mm×112mm，病灶囊壁及其内分隔厚薄不均，实性部分 DWI 呈高信号，ADC 值减低，增强早期实性部分明显不均匀强化，延迟期强化幅度持续，时间信号强度曲线为平台型。

图 13-3-2　左乳恶性叶状肿瘤 MRI 图像

◆ 病理诊断

组织学类型：恶性叶状肿瘤，间质过度增生，核分裂像 > 10 个 $/2mm^2$，伴浸润性边界，灶区坏死（图 13-3-3）。脉管内癌栓（－），神经侵犯（－），乳头（－），皮肤（－），基底（－），周围象限乳腺组织（－）。淋巴结转移情况（转移数 / 淋巴结总数）：送检左腋下前哨淋巴结未见肿瘤累及（0/5）。

免疫组化：Ki-67（+30%），HER2（−），ER（克隆号 SP1）（−），PR（克隆号 1E2）（−），E-Cadherin（−），p63+CKpan（+），CK5/6（−），GATA-3（−），EGFR（+），CD10（+局灶），CD34（+），S-100（−），SMA（−），Desmin（−），STAT6（−），SOX-10（−），CyclinD1（+）。

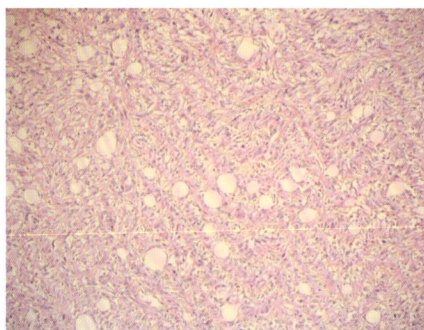

图 13-3-3　左乳恶性叶状肿瘤病理图像

◆ 病例解析

此病例为老年女性，于 20 年前发现左乳肿块，当时未在意。近期，肿块快速增大，直至增长至"葫芦"大小。超声检查提示左乳巨大混合回声肿物，形态不规则，内大部分为无回声区，考虑为肿块内液化性坏死区域，内实性部分可见血流信号。该肿块与典型浸润性导管癌的区别在于肿块巨大，但是境界仍相对清楚，周边形成了假包膜，为肿瘤压迫周围正常组织所形成，这些征象都高度提示恶性叶状肿瘤可能。同时，MRI 提示肿块内信号混杂，T_2WI 的信号显示多为内部不均匀的情况。实性部分 DWI 呈高信号，ADC 值减低，增强早期实性部分明显不均匀强化，延迟期强化幅度持续，时间信号强度曲线为平台型。这些表现更近一步证明患者恶性叶状肿瘤的诊断。超声表现结合 MRI 特征可为患者诊断提供可靠的信息。

参考文献

[1] Böcker W. WHO-Klassifikation der Tumoren der Mamma und des weiblichen Genitale: Pathologie und Genetik [WHO classification of breast tumors and tumors of the female genital organs: pathology and genetics][J]. Verh Dtsch Ges Pathol, 2002, 86: 116-119.

[2] 游珊珊，姜玉新，刘赫，等. 乳腺叶状肿瘤的超声诊断 [J]. 协和医学杂志，2010，1（1）：66-71.

[3] Tse GM, Niu Y, Shi HJ. Phyllodes tumor of the breast: an update[J]. Breast Cancer, 2010, 17(1)：29-34.

[4] 朱浩凤，张立秋，周海，等.乳腺叶状肿瘤的钼靶 X 线、超声表现与病理对照分析 [J]. 中国医学影像学杂志，2010，18（1）：5-8.

[5] 曹阳阳，张双红，屈欣然，等.乳腺叶状肿瘤患者的 MRI 特征及其与病理学分级的相关性 [J]. 海南医学，2023，34（16）：2386-2391.

[6] Barth RJ, Wells WA, Mitchell SE, et al. A prospective, multi-institutional study of adjuvant radiotherapy after resection of malignant phyllodes tumors[J]. Ann Surg Oncol, 2009, 16(8): 2288-2294.

[7] Taira N, Takabatake D, Aogi K, et al. Phyllodes tumor of the breast: stromal overgrowth and histological classification are useful prognosis-predictive factors for local recurrence in patients with a positive surgical margin[J]. Jpn J Clin Oncol, 2007, 37(10): 730-736.

[8] Macdonald OK, Lee CM, Tward JD, et al. Malignant phyllodes tumor of the female breast: association of primary therapy with cause-specific survival from the Surveillance, Epidemiology, and End Results (SEER) program[J]. Cancer, 2006, 107(9): 2127-2133.

第十四章

原发性乳腺淋巴瘤

第一节 >>

概　述

原发性乳腺淋巴瘤（primary breast lymphoma，PBL）原发于乳腺，伴或不伴有腋窝淋巴结累及。其中，锁骨上淋巴结及内乳区淋巴结受累也属原发性乳腺淋巴瘤的范畴。发生于乳腺的淋巴瘤发病率较低，在所有原发性乳腺癌中占0.04% ～ 1%[1]。原发于乳腺的非霍奇金淋巴瘤中，最常见的病理类型为弥漫大 B 细胞淋巴瘤（diffuse large B cell lymphoma，DLBCL），占 60% ～ 80%。原发性乳腺淋巴瘤最常见的临床表现为单侧乳房肿块无痛性迅速增大，一般为外上象限，少见同时累及双侧乳房者，有时可出现弥漫性浸润，或侵及皮肤引起炎症反应，表现类似于炎性乳腺癌（inflammatory breast cancer，IBC）[2]。

【乳腺超声检查】

超声是乳腺疾病的首选检查手段。乳腺淋巴瘤在超声上有一定的特征，多表现为单侧乳腺内孤立的肿块。病灶内部回声复杂多样，主要表现为边界可辨的极低回声型、高低相间结构紊乱，及低回声或极低回声背景下见条状或网格状高回声型。后方回声增强可能与乳腺淋巴瘤病理上可见大量较单一的细胞成分和声波穿透病变组织时声衰减少有关。形态上的差异可能与肿瘤细胞浸润位置和程度的不同有关。原发性乳腺淋巴瘤与结内淋巴瘤超声表现极其相似，肿块内部回声明显减低，有时酷似囊肿。乳腺淋巴瘤的其他超声特点有平行生长、肿块较大（多大于 2cm)、形态多不规则、边缘多不光整、内部回声多不均匀、均无钙化、偶有毛刺、血流信号丰富、弹性软等[3-4]，这些特征也可作为与乳腺癌的鉴别点。

【乳腺 X 线检查】

原发性乳腺淋巴瘤的 X 线表现并不典型，大多表现为单发或多发、边界清晰、椭圆的高密度肿块[5]，缺少边界呈毛刺样改变、簇状钙化等典型乳腺癌征象，需与纤维腺瘤、不典型髓样癌等相鉴别。原发性乳腺淋巴瘤肿块部分边缘模糊，是与腺体重叠、周围浸润较少所致的。原发性乳腺淋巴瘤还可表现为大片状密度增高，伴或不伴皮肤增厚，需与炎性乳腺癌和乳腺炎等相鉴别。

【乳腺 MRI 检查】

乳腺淋巴瘤在 MRI 上有特征性表现，多为单发结节或肿块型，较少见多灶性及多中心性病灶，但 MRI 对多灶性及多中心性病灶的敏感度最佳。MRI 平扫病灶信号均匀，T_1WI 平扫病灶呈等或低信号，T_2WI 平扫表现为稍高或高信号，少见病灶内出血、坏死及囊变，这与肿瘤细胞密实、细胞间质含水量少、富含网状纤维以及肿瘤细胞容易聚集有关。乳腺淋巴瘤在 DWI 上呈明显高信号，ADC 值显著降低，明显低于乳腺癌的 ADC 值，一般 $< 1.0 \times 10^{-3} mm^2/s$[6]。这可能是由淋巴瘤细胞丰富、排列紧密、扩散受限明显所致的，有助于乳腺癌与乳腺淋巴瘤的辨别。

【原发性乳腺淋巴瘤的治疗进展】

目前，化疗是原发性乳腺淋巴瘤患者的主要治疗方式，主要采用以蒽环类药物为基础的化疗方案。其中，一线化疗方案以环磷酰胺 + 多柔比星 + 长春新碱 + 泼尼松 (Cyclophosphamide + Doxorubicin + Vincristine + Prednisolone，CHOP) 应用最多。对于累及单侧乳房的原发性乳腺淋巴瘤患者，建议接受至少 4 个周期以蒽环类药物为基础的化疗方案；而对于累及双侧乳腺及肿块 > 5cm 的高危患者，建议接受至少 6 个周期的化疗方案。对于有高危因素或侵袭性原发性乳腺淋巴瘤的患者，可使用高强度的化疗方案，如 EPOCH(依托泊苷 + 表柔比星 + 长春新碱 + 环磷酰胺 + 泼尼松)。放疗不仅可以改善原发性乳腺淋巴瘤患者的预后，还可以降低局部复发风险，尤其是病灶没有累及双侧乳腺以及无腋窝淋巴结转移的低危风险患者。目前，主要选择对累及部位的同侧乳房进行放疗；若累及对侧乳腺和淋巴结，也应给予放疗，一般剂量为 40 ~ 50Gy。但对于锁骨上淋巴引流区的预防性照射，尚存有争议。

【原发性乳腺淋巴瘤的预后】

原发性乳腺淋巴瘤患者的预后取决于淋巴瘤的类型、分期和病程阶段。与乳腺癌相比，原发性乳腺淋巴瘤的恶性程度更高、疾病进展更快。有研究显示，分期对原发性乳腺淋巴瘤患者的预后影响显著，Ⅰ期原发性乳腺淋巴瘤（局限于乳房，无腋窝淋巴结受累）患者的复发率为53.8%，死亡率为15.4%，5年总生存率为78%～83%；Ⅱ期原发性乳腺淋巴瘤（腋窝淋巴结受累）患者的复发率为33.3%，死亡率为33.3%，5年总生存率为20%～57%[7]。

第二节 ≫

原发性乳腺淋巴瘤病例分析

【右乳原发性乳腺淋巴瘤病例】

◆ 病情简述

患者，女性，48岁，无意中发现右侧乳房肿块1个月，"鹅蛋"大小，质软，边界不清，无红肿热痛等不适。

◆ 乳腺超声检查

右乳上象限见混合回声，边界欠清，形态欠规则，内回声不均，内见高回声分隔，周边见点状血流信号（BI-RADS 4A类，图14-1-1）。

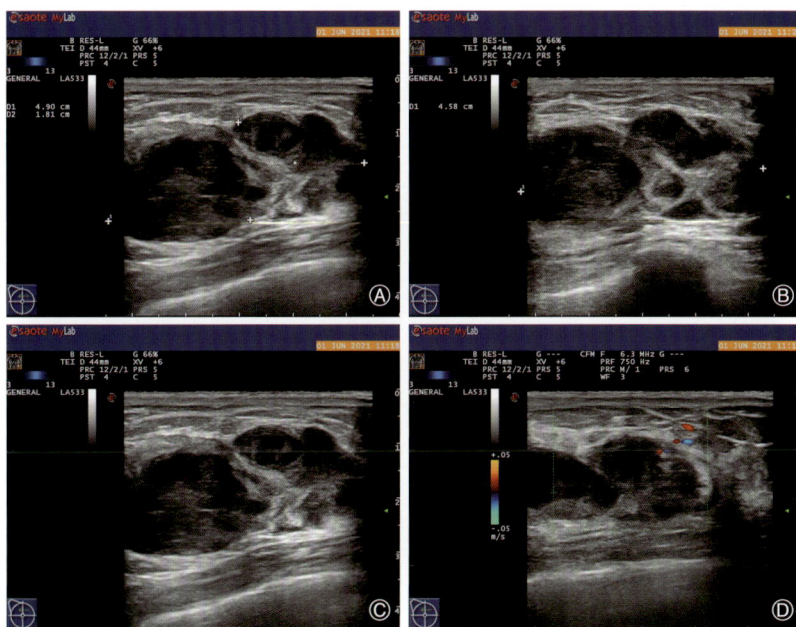

A、B、C. 右乳上象限可见范围为 46mm×49mm×18mm 的混合回声，边界欠清，形态欠规则，内回声不均，内见高回声分隔，后壁回声增强；D. 肿块周边见点状血流信号。

图 14-1-1　右乳高侵袭性大 B 细胞淋巴瘤超声图像

◆ 乳腺 X 线检查

右乳上象限高密度占位，形态欠规则，边界欠清（BI-RADS 4A 类，图 14-1-2）。

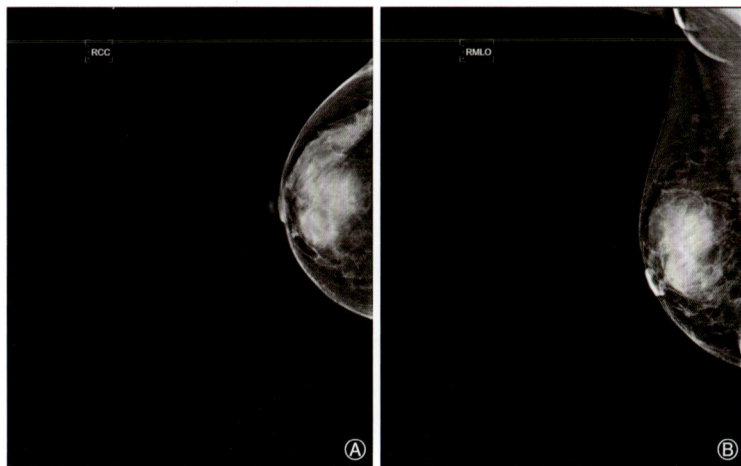

A. 右乳 X 线头尾位；B. 右乳 X 线内外侧斜位。右乳上象限见不对称致密影，大小为 52mm×32mm，边界欠清，未见钙化。

图 14-1-2　右乳高侵袭性大 B 细胞淋巴瘤 X 线图像

◆ 乳腺 MRI 检查

右乳软组织占位，信号不均匀，边界清，弥散明显受限，增强早期明显强化，呈流出型强化（BI-RADS 4B 类，图 14-1-3）。

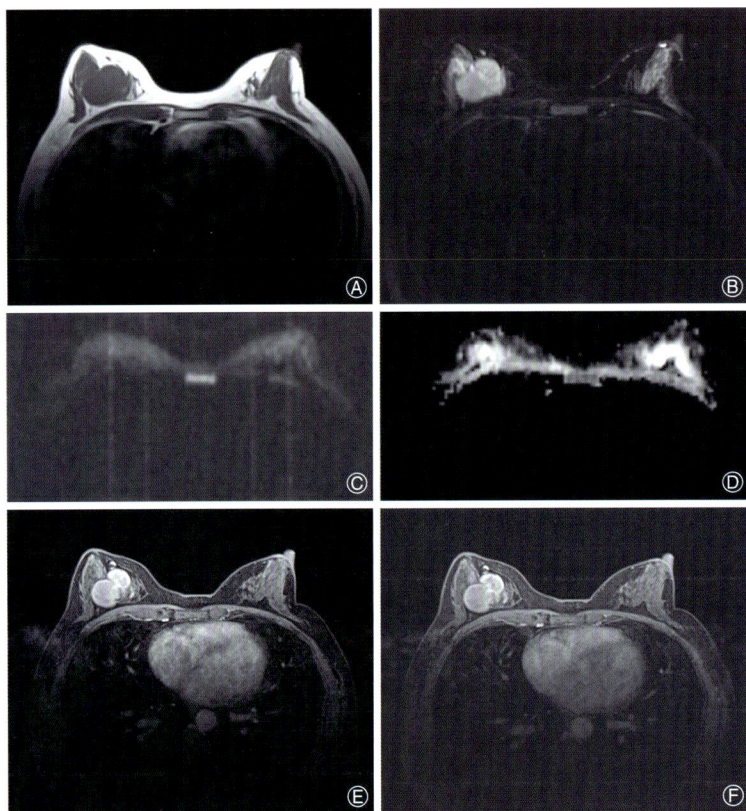

A. MRI 平扫 T_1WI；B. MRI 平扫 T_2WI；C. DWI 图，b 值 =1000；D. ADC 图；E. MRI 增强早期图；F. MRI 增强延迟期图。右乳上象限见一软组织占位，呈等 T_1、略长 T_2 信号，内信号不均匀，其内可见低信号分隔，病灶边界欠清，大小为 33mm×37mm，DWI 呈明显高信号，ADC 值明显减低，增强早期明显强化，延迟期强化幅度减低，呈流出型强化。

图 14-1-3　右乳高侵袭性大 B 细胞淋巴瘤 MRI 图像

◆ 病理诊断

（右乳肿物）高侵袭性大 B 细胞淋巴瘤，非生发中心表型（图 14-1-4），建议行 FISH 检测，除外"双打击 / 三打击 B 细胞淋巴瘤"后考虑弥漫性大 B 细胞淋巴瘤，肿块大小为 5.5cm×3.5cm×2.5cm。

FISH：提示（－），即无 c-myc 相关易位，（右乳肿物）高侵袭性大 B 细胞淋巴瘤。

免疫组化：CD20（3+），Ki-67（+）90%，Bcl-2（+），Bcl-6（+），C-myc（+），Mum-1（+），CD10（－），CD3（－），CD5（－），EBER（－），CD30（－），CD56（－），CyclinD1（－），kappa（－），lambda（－），CD21（－），CD23（－），CD43（－），CD79a（3+），PAX-5（3+），SOX-11（－），CK(pan)（－），TdT（－），CD4（－），CD8（－）。

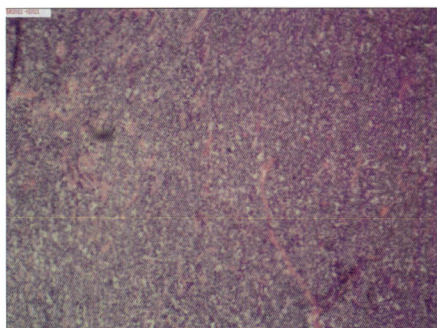

图 14-1-4　右乳高侵袭性大 B 细胞淋巴瘤病理图像

◆ 病例解析

该患者无意中发现右乳肿块，超声发现右侧乳腺上象限混合回声，形态欠规则，呈分叶状，实为多个淋巴融合而成，肿块内部的高回声分隔即为相邻淋巴结之间的分隔。条状或网格状高回声是乳腺原发性淋巴瘤的特征性表现。X 线表现为高密度占位，形态欠规则，边界欠清晰，不具备典型乳腺癌的征象，也无法直接诊断乳腺原发性淋巴瘤，此病在 X 线上没有特异性表现。MRI 显示软组织肿块内信号不均匀，其内可见低信号分隔。同时，DWI 上呈明显高信号，ADC 值明显减低，也是乳腺淋巴瘤的特征。超声上肿块内部未探及明显血流，而 MRI 增强早期肿块明显强化，且时间信号强度曲线呈流出型。三种检查方法互相补充，在术前提供全面的肿块信息，也为手术方案的制定提供了可靠的依据。

【男性乳腺原发性淋巴瘤病例】

◆ 病情简述

患者，男性，74 岁，新冠病毒感染后 1 个月，双乳肿大，明显隆起，质地中等，皮肤色泽无改变，稍感胀痛。

◆ 乳腺超声检查

双侧乳腺低回声，呈弥漫性网格样分布，内血流信号丰富，弹性成像显示肿块质软，超声造影显示肿块不均匀增强（BI-RADS 4A 类，图 14-2-1）。

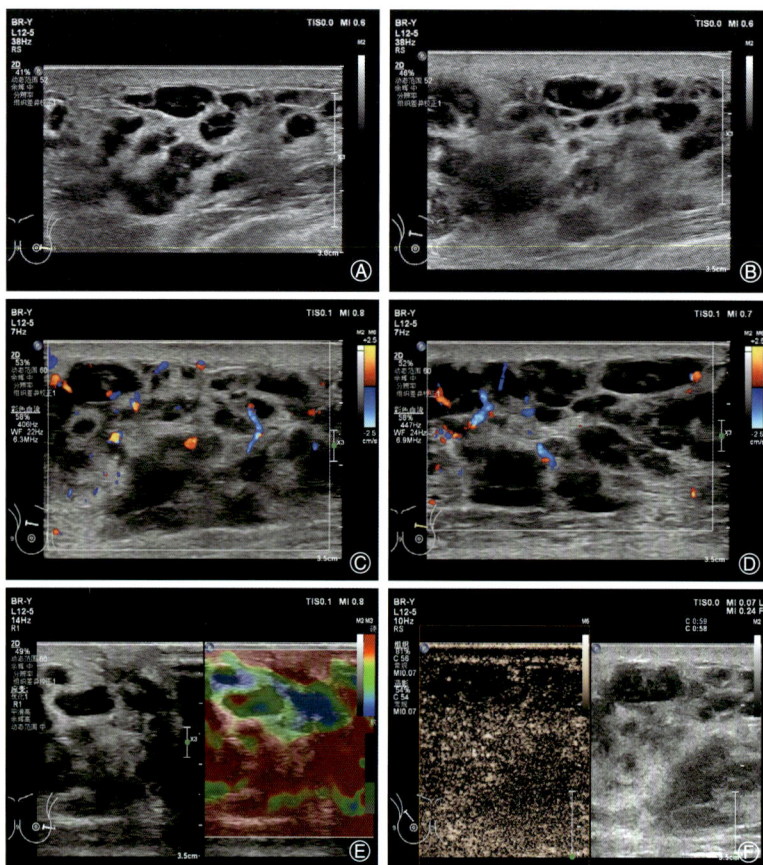

A、B. 双侧乳腺内布满大小不等低回声，夹杂腺体组织，呈弥漫性网格样分布，几乎未见正常乳腺组织，小低回声内部可见条状高回声；C、D. 双侧乳腺低回声内见丰富血流信号；E. 肿块质地较软，呈蓝绿色；F. 超声造影后肿块内部快速不均匀强化，肿块部分区域未见造影剂填充。

图 14-2-1　双侧乳腺高度侵袭性 B 细胞性淋巴瘤超声图像

◆ 乳腺 MRI 检查

男性乳腺，双乳弥漫结节状占位，弥散明显受限，增强早期明显强化，时间信号强度曲线呈流出型（BI-RADS 5 类，图 14-2-2）。

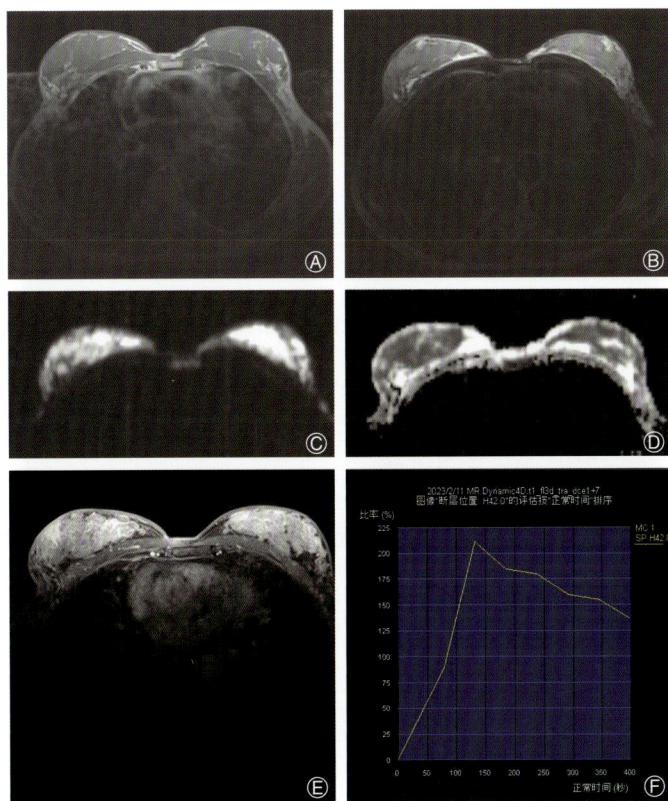

A. MRI 平扫 T_1WI；B. MRI 平扫 T_2WI；C. DWI 图，b 值 =1000；D. ADC 图；E. MRI 增强早期图；F. 动态增强病变时间信号强度曲线图。男性乳腺，两侧乳腺腺体呈弥漫结节状分布，累及整个腺体，呈等 T_1、略长 T_2 信号，DWI 呈明显高信号，ADC 值明显减低，增强早期明显不均匀强化，时间信号强度曲线呈流出型。

图 14-2-2　双侧乳腺高度侵袭性 B 细胞性淋巴瘤 MRI 图像

◆ 病理诊断

（右乳腺）高度侵袭性 B 细胞性淋巴瘤（图 14-2-3），结合免疫组化标记，考虑：① 双打击/三打击淋巴瘤；② CD5 阳性弥漫性大 B 细胞淋巴瘤。

免疫组化（右乳腺）：CD20（＋），PAX-5（＋），CD10（－），Bcl-6（－），Mum-1（＋），Bcl-2（＋90%），Ki-67（＋90%），C-myc（＋90%），CD3（－），CD5（＋），

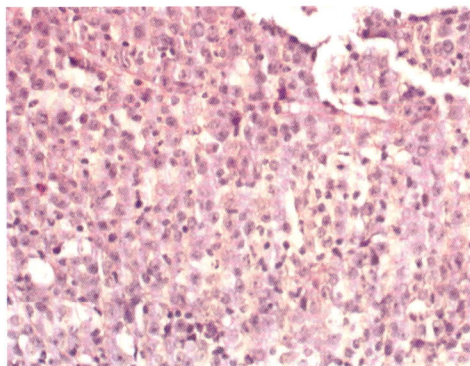

图 14-2-3　双侧乳腺高度侵袭性 B 细胞性淋巴瘤病理图像

CD21（－），CD23（－），TdT（－），CD30（－），P53（正常着色），PD-1（－），CD19（+弱），CyclinD1（－），EBER（－），HER2 BC（0），ER（－），PR（－），E-Cadherin（－），p63+CK（pan）（－），CK5/6（－），GATA-3（－），CD79a（+），CD43（+）。

◆ **病例解析**

该患者于新冠病毒感染后1个月发现双乳肿大，超声提示双侧乳腺内布满大小不等低回声，呈弥漫性网格样分布，几乎未见正常乳腺组织，同时可见丰富血流信号，弹性超声提示肿块质地较软，超声造影表现为肿块内部不均匀快速强化。多模态超声检查为诊断提供了充足的依据。MRI表现为双侧腺体呈弥漫结交状分布，DWI呈明显高信号，ADC值明显减低，增强早期明显不均匀强化，时间信号强度曲线呈流出型，这些表现与超声表现高度一致，更加证实诊断的正确性。原发性乳腺淋巴瘤的发生率较低，而男性患者发病率则更低，术前多模态超声及MRI检查为诊断提供了可靠的依据。

参考文献

[1] Raj SD, Shurafa M, Shah Z, et al. Primary and secondary breast lymphoma: clinical, pathologic, and multimodality imaging review [J]. Radiographics, 2019, 39(3): 610−625.

[2] 孙星，徐斌，李玉福，等 . 原发性乳腺弥漫性大B细胞淋巴瘤－中国21例病例报告及文献回顾 [J]. 中华血液学杂志，2015，36（10）：853−857.

[3] 谢亚咩，陈煜东，朱樱，等 . 乳腺淋巴瘤的多模态超声研究 [J]. 中国超声医学杂志，2021，37（11）：1223−1226.

[4] 敬基刚，彭玉兰，李嘉俊 . 乳腺淋巴瘤的超声图像特征 [J]. 华西医学，2008，23（3）：572−573.

[5] 王蕾，刘赫，姜玉新，等 . 原发乳腺淋巴瘤超声表现、临床及病理特征 [J]. 中国医学影像技术，2011，27（1）：91−94.

[6] 范林音，邵国良，朱秀，等 . 原发性乳腺弥漫性大B细胞淋巴瘤的临床特点、

MRI 表现、治疗方式与预后关系分析 [J]. 医学影像学杂志，2020，30（8）：1388−1393.

[7] Cohen PL, Brooks J. Lymphomas of the breast: a clinicopathologic and immunohistochemical study of primary and secondary cases[J]. Cancer, 1991, 67(5): 1359−1369.

第十五章

男性乳腺癌

第一节 ▶▶

概　述

　　男性乳腺癌（male breast cancer，MBC）是一类罕见的恶性肿瘤。男性乳腺癌占所有乳腺癌病例的 0.6% ～ 1%，过去 30 年，男性乳腺癌发病率年均增长 1.1%（可能与肥胖、环境雌激素暴露增加等有关）[1]。男性乳腺癌的发病年龄呈单峰，随年龄增加而增加，主要集中在 60 ～ 70 岁。男性乳腺癌常单发，伴或不伴胀痛，多发于乳晕区，质地坚韧，偏硬，边界不清，其他症状包括血性或非血性乳头溢液、乳房肿胀、乳头发痒等，且由于男性乳房较小，乳腺肿瘤多位于乳晕区，此处有丰富的淋巴管网，所以即便是较小的肿瘤也易发生淋巴结转移。男性乳腺癌发病机制尚不明确，目前认为是遗传因素、体内激素水平、生活方式、环境等交互作用的结果。男性乳腺癌最常见的病理类型是浸润性导管癌，少见其他类型。相较于女性乳腺癌，激素受体阳性率高是男性乳腺癌的一个临床病理特点[2]。男性乳腺小，理论上易早期发现，但事实上由于其发病率低，临床上对其认识不足，因而常被误诊为乳腺炎症、乳腺纤维瘤、乳腺血管瘤等，尤其需与男性乳腺肥大相鉴别。因此，关键是早发现、早诊断、早治疗。

【乳腺超声检查】

　　在男性乳腺癌诊断中，超声检查因灵敏性和特异性较高，且操作简单、无创、无辐射、性价比高，易被患者所接受，成为乳腺癌筛查的首要方式。男性乳腺癌的超声表现常为局限性低回声，肿块内部回声不均，边界清晰，血流信号较丰富，并且易发现腋窝的肿大淋巴结；需与男性乳腺肥大相鉴别，后者多为双侧，位于乳晕后方，腺体组织均匀增大，没有明显占位效应，一般无明显钙化，有时可有疼痛，多见于青春期或肝病患者。男性乳腺由于腺体少，在男性乳腺癌肿物较大、皮肤破溃、肿物表面凹凸不平等情况下，会使超声探头无法贴合而导致检查受限。

目前，超声引导下细针吸取细胞学检查被认为是一种安全快速有效的方法，能明显提高男性乳腺癌的检测率。Agrawal 等[3]总结了 614 例男性乳腺癌患者的乳腺细针穿刺细胞学检查情况，发现其总的敏感性为 95.3%，特异性为 100%，诊断准确率为 98%。

【乳腺 X 线检查】

男性乳腺癌的 X 线片主要表现为不规则肿块阴影，多远离乳头呈偏心位，边缘不规则呈毛刺状伸展，密度不均，肿块内或外部多有数量不等、分布不均的微细钙化点。男性乳腺体积小，在临床工作中常因操作不方便而未能行 X 线检查或仅摄内外斜位，诊断信息相对有限，易发生漏诊和误诊，所以需结合超声及磁共振等来提高诊断率。

【乳腺 MRI 检查】

MRI 由于软组织对比度佳，能有效检出乳腺病灶且诊断灵敏度高，可以作为 X 线及超声以外的补充检查手段。男性乳腺癌的 MRI 检查表现常为形态不规则、边缘不光整的肿块，增强后内部强化不均匀。当然，MRI 也存在费用高、检查费时、对微小钙化不敏感等缺点，临床上需要综合患者情况，把 X 线、超声及 MRI 检查相结合来提高诊断率。

【男性乳腺癌的治疗进展】

手术是男性乳腺癌的主要治疗手段，改良根治术为目前最常用的手术方式。男性乳腺癌患者雌激素受体表达阳性率高，因此内分泌治疗在男性乳腺癌治疗中发挥重要作用。男性乳腺癌的内分泌治疗包括手术切除内分泌腺体（如双侧睾丸切除、肾上腺切除）和药物治疗等。关于男性乳腺癌化疗的资料有限，目前认为应该进行化疗的指征：有淋巴结转移、原发肿瘤较大、激素受体阴性及转移癌。男性乳腺癌的放疗是基于女性乳腺癌的治疗经验，常用于晚期或者已被证明有腋窝淋巴结转移的患者。早期发现、早期诊断、早期治疗是提高男性乳腺癌治愈率的关键。目前最佳的治疗方法应是包括手术根治、放疗、化疗、内分泌治疗的综合治疗。

【男性乳腺癌的预后】

男性乳腺癌的预后因素与女性乳腺癌基本一致，包括年龄、肿瘤大小、腋淋巴结转移情况、病理组织学类型和分级、激素受体水平、HER2 表达情况等。其中，肿瘤的大小和腋淋巴结的受累情况是总生存率的独立预测因子[4]。相较于女性乳腺癌患者，男性乳腺癌患者由于发病年龄大、首诊分期较晚，预后较差；但也有报道认为，在发病年龄、诊断时间、临床分期及病理类型匹配的条件下，男女性乳腺癌患者的预后无明显差异[5]。

第二节 ▶

男性乳腺癌病例分析

【右乳男性乳腺癌病例】

◆ 病情简述

视频 22　右乳男性
乳腺癌病例

患者，男性，69 岁，发现右乳肿块 1 周，"鸡蛋"大小，质硬，轻微压痛，活动度差，皮肤色泽无改变。

◆ 乳腺超声检查

右乳头旁见不均质低回声，边界不清，形态不规则，内见点状强回声，周边及内部可见血流信号。弹性呈现显示质地较硬，右侧腋下见肿大淋巴结（BI-RADS 5 类，图 15-1-1 ）。

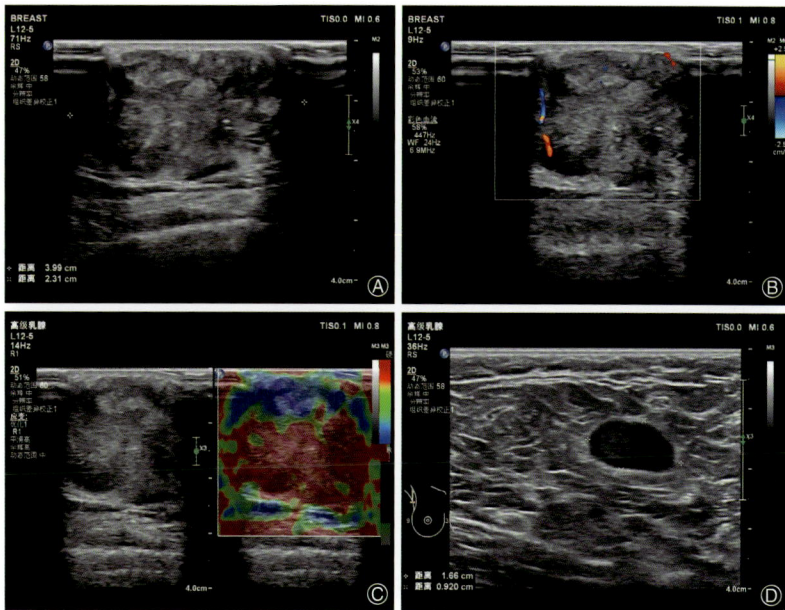

A. 右乳头旁见大小为 40mm×23mm×32mm 的不均质低回声, 边界不清, 形态不规则, 内回声不均, 内见导管样回声及点状强回声; B. 肿块边缘见血流信号; C. 肿块质地较硬, 大部分呈红色; D. 右侧腋下可见 17mm×9mm 低回声, 边界清, 形态饱满, 内淋巴结构不清。

图 15-1-1　右乳男性乳腺癌超声图像

◆ 乳腺 X 线检查

右乳外上象限肿块, 边缘毛糙, 伴分叶、毛刺, 内见多发细小钙化, 邻近皮肤增厚 (BI-RADS 5 类, 图 15-1-2)。

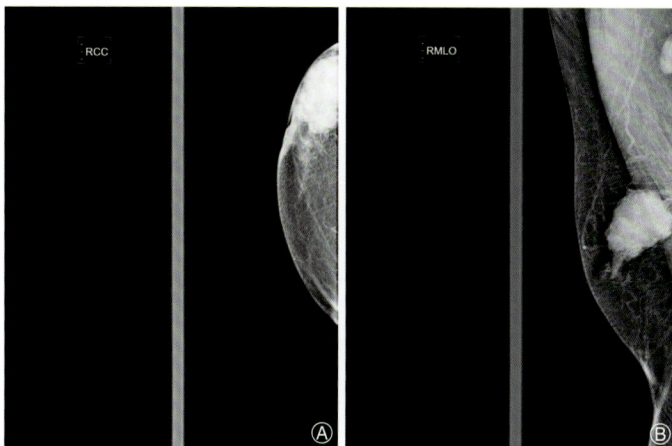

A. 右乳 X 线头尾位; B. 右乳 X 线内外斜位。右乳外上象限见一肿块, 大小为 39mm×31mm, 边缘毛糙, 伴分叶及毛刺, 内见多发细小钙化, 邻近皮肤增厚; 右侧腋下一部分显影肿大淋巴结。

图 15-1-2　右乳男性乳腺癌 X 线图像

◆ 病理诊断

组织学类型：浸润性癌（图 15-1-3）。免疫组化：AR（+），ER（强 85%），GCDFP-15（-），Ki-67（+20%~30%），CK5/6（-），D2-40（-），E-Cadherin（+），PR（中等至强 60%），P120（+），HER2 BC（2+），p63+CK（pan）（-），GATA-3（+），Mammaglobin（-），P53（少数 +）。

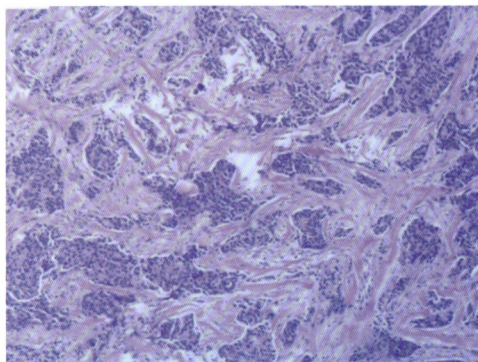

图 15-1-3　右乳男性乳腺癌病理图像

◆ 病例解析

患者发现右乳肿块 1 周，临床上肿块已非常明显；超声提示肿块边界不清，形态不规则，内可见点状强回声，肿块内可见短线状血流信号；X 线检查提示右乳外上象限肿块，边缘毛糙，伴分叶、毛刺，内见多发细小钙化，邻近皮肤增厚。超声及 X 线检查基本明确考虑该肿块为恶性。由于男性乳腺较小，而右乳肿块较大，局部高出皮肤，导致超声扫查时探头两端未能很好地贴合皮肤，肿块周边显影受一定影响，结合 X 线更全面地评估肿块整体情况，同时超声非常清晰地显示右侧腋下肿大淋巴结，为临床的术前评估及手术方案提供了可靠的依据。

【左乳男性乳腺癌病例 1】

视频 23　左乳男性
乳腺癌病例

◆ 病情简述

患者，男性，79 岁，发现左乳肿块 1 周，"小核桃"大小，质硬，边界尚清，无压痛，皮肤色泽无改变。

◆ 乳腺超声检查

左乳 10 点钟方向乳头旁见低回声，边界欠清，形态欠规则，内见点状强回声，肿块边缘见较丰富血流信号，弹性呈现显示质地较硬（BI-RADS 4C 类，图 15-2-1）。

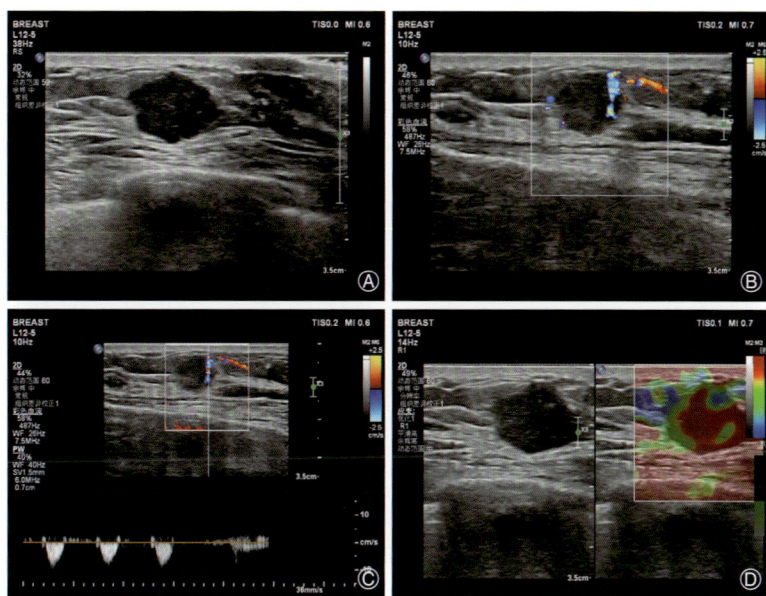

A. 左乳 10 点钟方向乳头旁可见大小为 20mm×11mm 的低回声，边界欠清，边缘锐利，形态欠规则，内见点状强回声；B、C. 肿块边缘可见丰富血流信号，阻力指数较高；D. 肿块质地较硬，中央大部分呈红色，周边呈绿色。

图 15-2-1　左乳男性乳腺癌超声图像

◆ 乳腺 X 线检查

左乳晕后方内上象限类圆形结节，边界欠清，边缘呈分叶、毛刺，内密度不均匀，周围腺体纠集（BI-RADS 5 类，图 15-2-2）。

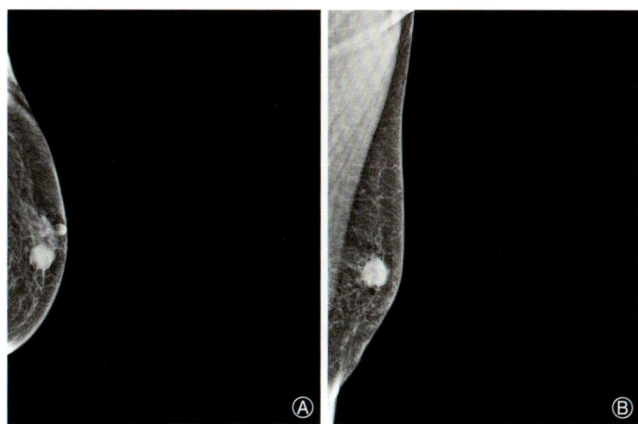

A. 左乳 X 线头尾位；B. 左乳 X 线内外侧斜位。左乳晕后方内上象限见一类圆形结节，大小为 14mm×15mm，边界欠清，边缘呈分叶、毛刺，内密度不均匀，周围腺体纠集。

图 15-2-2　左乳男性乳腺癌 X 线图像

◆ 病理诊断

组织学类型：浸润性导管癌（图
15-2-3）。组织学分级：Ⅲ级。脉管内
未见明确癌栓。切缘情况：乳头（－），
基底切缘（－），皮肤切缘（－）。淋巴
结转移情况：左前哨淋巴结未见癌转
移（0/3）。ER(＋80%中)，PR(＋10%中)，
HER2 BC（2+），Ki-67（+40%）。

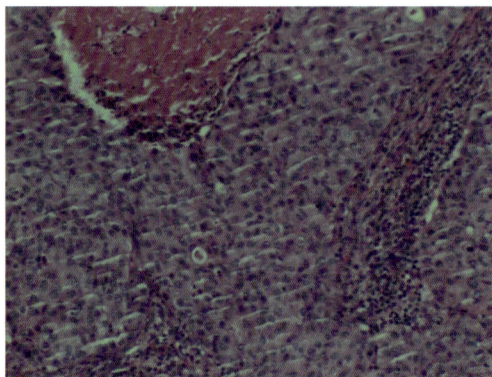

图 15-2-3 左乳男性乳腺癌病理图像

◆ 病例解析

该老年患者年近 80 岁，处于男性乳腺癌的发病高峰年龄，发现左乳肿块 1 周，
超声提示肿块形态欠规则，边界欠清，内见点状强回声，肿块内可见血流信号，
肿块质硬。不论临床症状还是超声图像，均符合典型乳腺癌征象。X 线检查也印
证了超声检查结果，提示左乳晕后方内上象限见一类圆形结节，边界欠清，边缘
呈分叶、毛刺，内密度不均匀，周围腺体纠集。虽然缺少 MRI 资料，但是结合
超声及 X 线检查，我们基本可以明确该肿块性质。值得注意的是，该患者虽然超
声检查提示点状强回声的存在，但 X 线检查中未发现明显钙化，猜测可能是肿块
回声偏低、内部的条索状回声被误认为是钙化所致的。

【左乳男性乳腺癌病例 2】

◆ 病情简述

患者，男性，75 岁，体检发现左乳肿块 1 个月，"小核桃"大小，质韧，境界尚清，
无明显压痛，皮肤色泽无改变。

◆ 乳腺超声检查

左乳乳头下方见低回声，形态欠规则，边界欠清，肿块内未见明显血流信号
（BI-RADS 4B 类，图 15-3-1）。

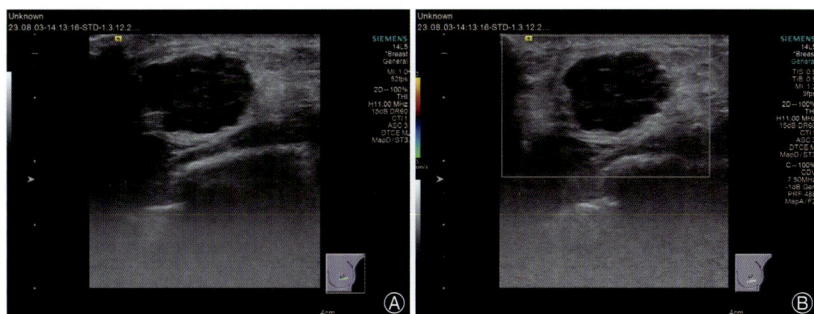

A. 左乳乳头下方可见大小为 19mm×13mm 的低回声，边界欠清，形态不规则，边缘成角，内回声欠均匀，见条索样强回声；B. 肿块内血流信号不明显。

图 15-3-1　左乳男性乳腺癌超声图像

◆ **乳腺 X 线检查**

左乳头后方类圆形结节，边界欠清，边缘呈分叶、毛刺，内密度不均匀（BI-RADS 4C 类，图 15-3-2 ）。

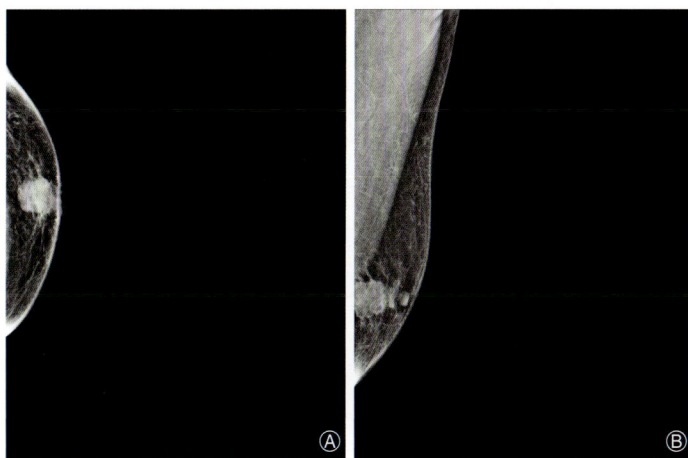

A. 左乳 X 线头尾位；B. 左乳 X 线内外侧斜位。左乳头后方见一类圆形结节，大小为 16mm×18mm，边界欠清，边缘呈分叶、毛刺，内密度不均匀。

图 15-3-2　左乳男性乳腺癌 X 线图像

◆ **病理诊断**

组织学类型：浸润性微乳头状癌（图 15-3-3 ）。组织学分级：Ⅲ级。脉管内癌栓（ + ），神经侵犯（ - ），乳头（ - ），皮肤（ - ），基底（ - ），其余象限乳腺组织（ - ）。左侧腋窝淋巴结见癌转移（1/18）。AR（ + ），ER（ 克隆号 SP1 ）（ +95% 中等 - 强 ），GCDFP-15（ - ），Ki-67（ +30% ），CK5/6（ - ），D2-40（ + ），E-Cadherin

（+），PR（克隆号 1E2）（+5%弱 - 强），P120（+细胞膜），HER2BC(4B5)（2+），p63（－），CK（pan）（+），GATA-3（+），P53（克隆号DO-7）（正常着色），Mammaglobin（－）。

◆ 病例解析

该患者为老年男性，无意中发现无痛左乳肿块 1 个月，超声检查提示左乳乳头下方约 2cm

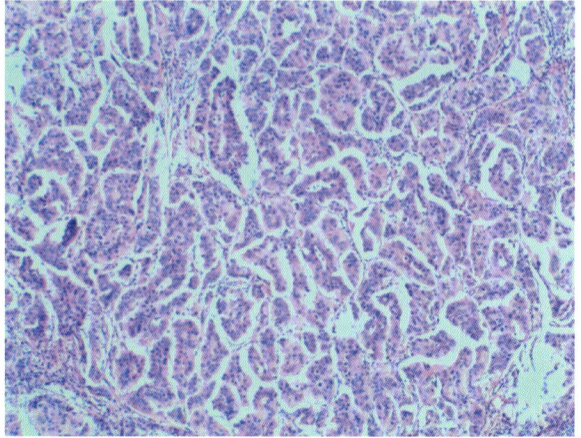

图 15-3-3　左乳男性乳腺癌病理图像

的低回声肿块，形态欠规则，边界欠清，肿块内回声欠均，见条索状高回声，肿块内血流信号不明显。结合超声图像，考虑乳腺癌的可能性大。X 线检查提示该肿块分叶、毛刺，内密度也不均匀，基本与超声图像一致，结合 X 线检查进一步明确诊断。这里我们还需要注意的是，超声和 X 线检查均未提示腋窝淋巴结肿大，但术后病理提示左侧腋窝有一枚淋巴结转移，这也说明超声和 X 线检查在诊断腋窝淋巴结的敏感性方面还有待提高，腋窝淋巴结的个性化管理在精准医疗时代也是医务工作者一直在努力的方向，人工智能计算机辅助有望成为评估腋窝淋巴结的潜在工具。

参考文献

[1] Gao Y, Heller SL, Moy L. Male breast cancer in the age of genetic testing: an opportunity for early detection, tailored therapy, and surveillance[J]. Radiographics, 2018, 38(5): 1289−1311.

[2] Gonsalves CF, Eschelman DJ, Sullivan KL, et al. Incidence of central vein stenosis and occlusion following upper extremity PICC and port placement[J]. Cardiovasc Inter Rad, 2003, 26(2): 123−127.

[3] Agrawal A, Ayantunde AA, Rampaul R, et al. Male breast cancer: a review of

clinical management[J]. Breast Cancer Res Tr, 2007, 103(1): 11−21.

[4] Cutuli B, Le−Nir CCS, Serin D, et al. Male breast cancer. Evolution of treatment and prognostic factors. Analysis of 489 cases[J]. Crit Rev Oncol Hemat, 2010, 73(3): 246−254.

[5] Marchal F, Salou M, Marchal C, et al. Men with breast cancer have same disease−specific and event−free survival as women[J]. Ann Surg Oncol, 2009, 16(4): 972−978.

第十六章

隐匿性乳腺癌

第一节 >>

概　述

隐匿性乳腺癌（occult breast cancer，OBC）以腋窝淋巴结或锁骨上淋巴结转移为首发症状，而乳腺影像学及病理学检查均没有发现原发灶。其发病少见，文献报道隐匿性乳腺癌占新发乳腺癌患者的 0.3% ～ 3.0%。1907 年，Halsted[1] 首先报道了 3 例仅表现为腋窝淋巴结肿大的隐匿性乳腺癌。此后，隐匿性乳腺癌逐渐引起人们的注意。由于术前找不到乳腺的原发肿瘤病灶，所以隐匿性乳腺癌的处理有一定的特殊性，是当前公认的乳腺癌诊断和治疗的难点。

【乳腺超声检查】

隐匿性乳腺癌术前诊断极为困难，X 线和超声检查是乳腺癌筛查的传统方式，但是绝大多数隐匿性乳腺癌在 X 线和超声上不能发现病灶。隐匿性乳腺癌患者虽然在乳房内触不到肿块，但在腋窝淋巴结或其他部位已经有转移。对于无原因的腋窝淋巴结肿大患者，可先行超声引导下淋巴结穿刺，确定是否为淋巴结转移，可以为隐匿性乳腺癌的诊断提供很有价值的帮助[2]。

【乳腺 X 线检查】

X 线是最常用的乳腺检查方法，并且是检测和普查乳腺癌的首选影像学手段，其能清晰显示乳腺皮肤、皮下组织、乳腺内部管道结构，以及肿块的大小、部位、边缘和内部的细微钙化，在显示钙化方面尤其具有独特的优势，对隐匿性乳腺癌原发灶的检出具有重要的临床价值。至少 50% 的隐匿性乳腺癌是单独凭借钙化来做出诊断的[3]。但由于 X 线技术本身的限制（如组织重叠的伪影、组织对比度差）、阅片者经验所限和技术不完善等，易导致误诊、漏诊或诊断不明确。

【乳腺 MRI 检查】

MRI 软组织分辨率高，对于其他影像学检查无法发现的微小病灶具有较高的敏感度，MRI 应为检出乳腺内隐匿性癌灶的首选检查方式[4]。与非隐匿性乳腺癌比较，MRI 检出的隐匿性癌灶大多体积较小，较少具有恶性肿瘤的特异性征象，比如毛刺、环形强化和Ⅲ型曲线等，仅根据 BI-RADS 从形态学及血流动力学两方面对病灶进行分析，很难与良性病变鉴别，尤其在中、重度乳腺背景实质强化类型的乳腺中检出癌灶更为困难，因此，需要结合 DWI 序列辅助诊断，较低的 ADC 值往往提示恶性的可能性较大[5]。

【乳腺 PET/CT 检查】

^{18}F-FDG PET/CT 在寻找原发病灶中具有临床应用价值，但仍存在一定假阴性诊断[6]。这主要与以下因素有关：①受空间分辨率及部分容积效应的影响，^{18}F-FDG PET/CT 对较小肿块性病灶（直径 <1.0cm）的检出率较低。②肿瘤组织的 ^{18}F-FDG 摄取程度与肿瘤的恶性程度和细胞密度呈正相关，非肿块性病变内癌细胞密度较低，^{18}F-FDG 摄取较少，不利于检出病灶。③致密或多量纤维腺体型乳腺（D 类或 C 类）呈弥漫性放射性摄取增高，在高本底中探测轻度或中度放射性增高的病变比较困难。④与乳腺 MRI 检查俯卧位、双侧乳腺自然下垂矢状面扫描相比，^{18}F-FDG PET/CT 检查为仰卧位、横断面的扫描方式，不利于小灶性非肿块性病变（线样或段性分布强化病变）的完整显示，特别是 MRI 表现为线样分布强化病变，在 ^{18}F-FDG PET/CT 检查横断面图像上可能表现为局灶性病变，直径 <1.0cm，不利于诊断。

【隐匿性乳腺癌的治疗进展】

由于隐匿性乳腺癌发病率低，现仍缺乏诊断和治疗的直接循证医学证据，故在治疗策略及手术方式方面都存在较大争议，多采取局部控制和全身系统治疗相结合的综合治疗模式。根据 2017 年美国国家综合癌症网络指南 (NCCN) 推荐，对于分期为 $T_0N_1M_0$ 的隐匿性乳腺癌患者，选择乳房改良根治术或腋窝淋巴结清扫术加全乳放射治疗（加或不加腋窝淋巴结放射治疗）；对于分期为 $T_0N_2M_0 \sim$

$T_0N_3M_0$ 的隐匿性乳腺癌患者，需选择乳房改良根治术，同时根据患者具体情况给予化学治疗、内分泌治疗或靶向治疗[7]。

【隐匿性乳腺癌的预后】

有文献报道[8-9]隐匿性乳腺癌患者的 5 年生存率为 57.8% ～ 79.8%，预后与转移性腋窝淋巴结数量有关，生存曲线随转移性淋巴结数目的增加而下降，并与发现腋窝肿块至就诊的间隔时间有关，而与转移淋巴结大小、是否发现乳腺原发癌及原发癌大小无关[10]，故提高临床医师和影像医师对隐匿性乳腺癌的认识，做到早期诊断和预防误诊漏诊极为重要。

第二节 》

隐匿性乳腺癌病例分析

【左乳隐匿性乳腺癌病例】

◆ 病情简述

患者,女性,55 岁,发现左侧腋窝肿块 10 天,"核桃"大小,无红肿热痛等不适。

◆ 乳腺超声检查

左侧腋下见极低回声，淋巴结构不清，探及丰富血流信号，弹性呈现显示质地较硬，双侧乳腺内未见明显肿块（图 16-1-1 ）。

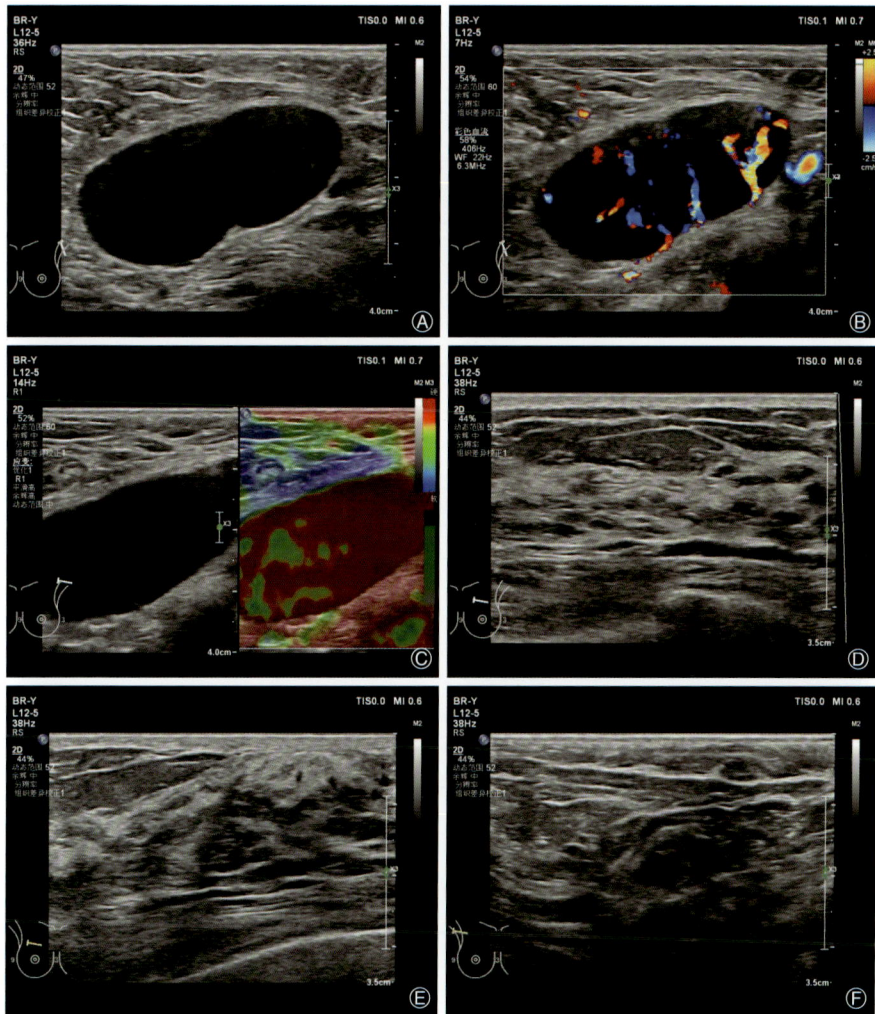

A. 左侧腋下见大小为 53mm×41mm×31mm 的极低回声，边界清晰，边缘锐利，形态饱满，内淋巴结构不清，内见短线状高回声；B. 肿块内探及丰富、杂乱的血流信号；C. 弹性成像显示肿块质地偏硬，红色为主，红绿相间；D、E、F. 同侧乳腺、对侧乳腺、对侧腋窝未见明显异常回声。

图 16-1-1　隐匿性乳腺癌超声图像

◆ 乳腺 X 线检查

双乳增生改变，左乳少许良性钙化灶，双乳未见明确占位（图 16-1-2）。

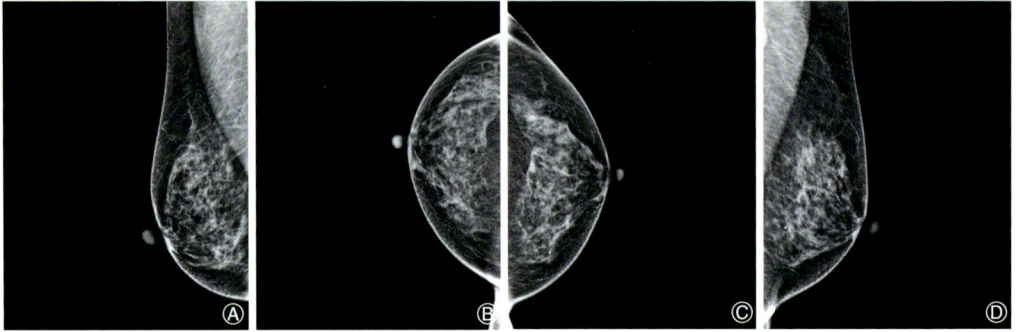

A. 右乳 X 线内外侧斜位；B. 右乳 X 线头尾位；C. 左乳 X 线头尾位；D. 左乳 X 线内外侧斜位。
显示双乳腺体对称分布，呈团片状、结节状高密度影，边界欠清，左乳内下象限见一粗点钙化，余
双乳腺体内未见明确异常钙化及占位影。

图 16-1-2　隐匿性乳腺癌 X 线图像

◆ 乳腺 MRI 检查

左乳中央腺体区深部小结节，BI-RADS 4A 类；左侧腋下多发肿大淋巴结；
余两侧乳腺腺体未见明确占位（图 16-1-3）。

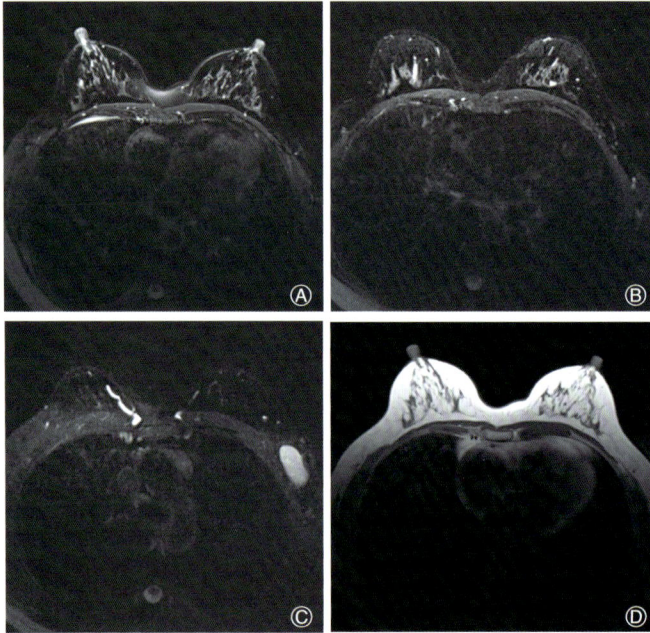

A、B、C. MRI 平扫 T_2WI；D. MRI 平扫 T_1WI；E. DWI 图，b 值 =1000；F.ADC 图；G. MRI
增强早期图；H. 动态增强病变时间信号强度曲线图。显示左乳中央腺体区深部见一小结节，大小
为 5mm×7mm，呈略长 T_1、长 T_2 信号，病灶形态规则，边界清晰，弥散轻度受限，增强早期明显
强化，时间信号强度曲线呈平台型；余双乳腺体增强后呈散在絮片状、小结节状渐进性强化，未见
明确占位；左侧腋下肿大淋巴结，大小为 36mm×16mm，增强后明显不均匀强化。

图 16-1-3　隐匿性乳腺癌 MRI 图像

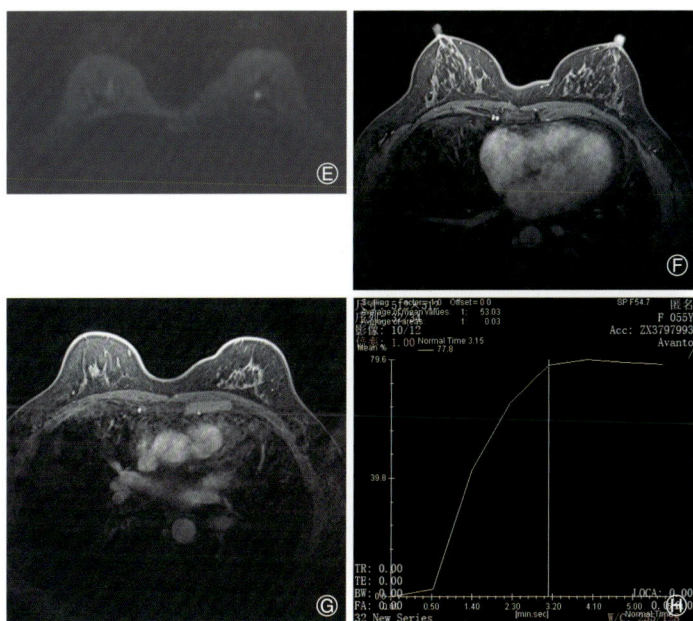

图 16-1-3（续）

◆ 乳腺 PET/CT 检查

左侧腋窝淋巴结转移；双乳未见明确 FDG 高代谢占位征象（图 16-1-4）。

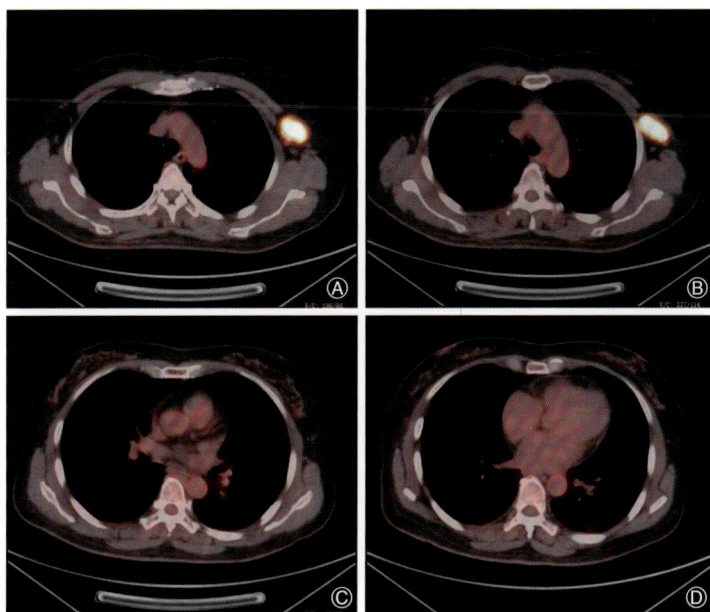

A ～ E. PET/CT 融合图像；F. PET MIP 图。左侧腋窝见肿大淋巴结，大小为 36mm×16mm，放射性摄取增高，$SUV_{max} = 18.14$；两侧乳腺腺体分布尚对称，未见明显占位及放射性摄取异常增高。

图 16-1-4　隐匿性乳腺癌 PET/CT 图像

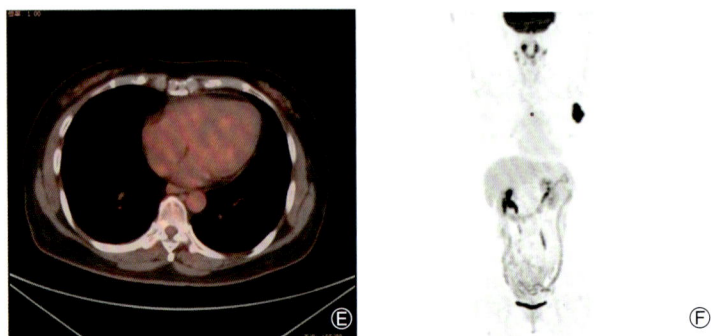

图 16-1-4（续）

◆ 病理诊断

（左乳肿块）乳腺腺病（图 16-1-5）。左腋窝淋巴结见癌成分（1/1）；左腋窝淋巴结清扫见癌成分（1/26）。

ER（+90% 强），PR（+40% 中 - 强），HER2（0），Ki-67（+60%）。

◆ 病例解析

该患者为中年女性，发现左侧腋窝

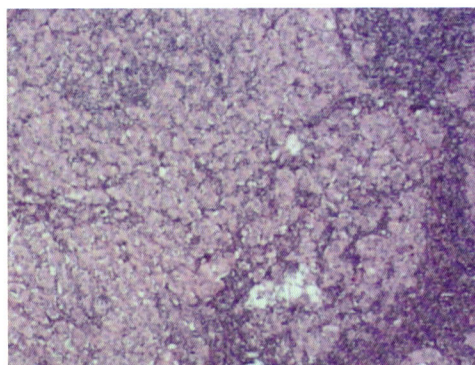

图 16-1-5　左侧腋窝淋巴结病理图像

肿块 10 天，无红肿热痛等不适。首选超声检查，超声检查提示左侧腋窝淋巴结肿大，回声极低，接近无回声，类似"假囊征"，需与典型的淋巴瘤相鉴别。但临床上还是高度怀疑乳腺来源，尽管超声、X 线检查均未见乳腺内明显肿块。随后，进行 MRI 检查，左乳内见 5mm×7mm 的结节，但术后病理也证实为乳腺腺病，而非原发病灶。最后，患者也做了 PET/CT 检查，只有左侧腋下一枚孤立的淋巴结放射性摄取增高，其余均未发现异常的摄取增高。患者最终行左乳区段 + 左侧腋窝淋巴结活检 + 左侧腋窝淋巴结清扫术，病理提示仅一枚淋巴结见癌成分，且免疫组化证实乳腺来源，符合隐匿性乳腺癌的诊断。术后，患者接受表柔比星 + 环磷酰胺以及多西他赛化疗，效果满意，预后良好。

【右乳隐匿性乳腺癌病例】

◆ 病情简述

患者，女性，56岁，扪及右侧腋窝肿块半个月，"核桃"大小，质地韧，活动度欠佳，无红肿热痛等不适。

◆ 乳腺超声检查

右侧腋下见低回声，形态欠规则，边缘模糊，内未见淋巴门样结构，探及点状血流信号，右侧乳腺内未见明显肿块，左乳内见一个小低回声结节，左侧腋下未见明显肿大淋巴结（图16-2-1）。

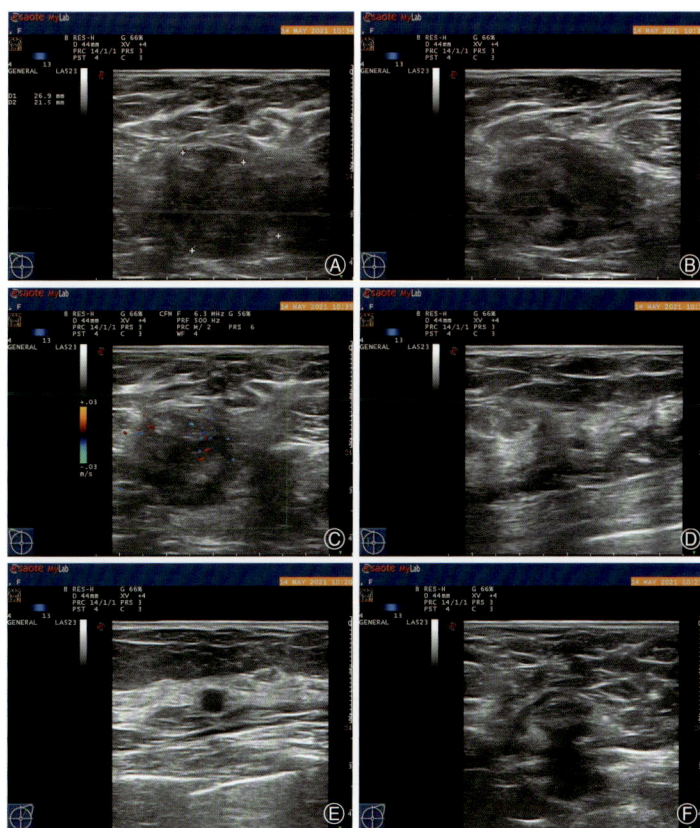

A、B. 右侧腋下见大小为 27mm×22mm×32mm 的低回声，边界不清，边缘模糊，形态欠规则，内回声不均，未见明显淋巴门样结构；C. 肿块内探及较多点状血流信号；D. 右侧乳腺内未见明显肿块；E. 左侧乳腺 1 点见大小为 4mm×4mm×4mm 的低回声，边界清，形态规则；F. 左侧腋下未见明显肿块。

图 16-2-1　隐匿性乳腺癌超声图像

◆ 乳腺 X 线检查

双乳增生改变，双乳少许良性钙化灶，双乳未见明确占位（图 16-2-2）。

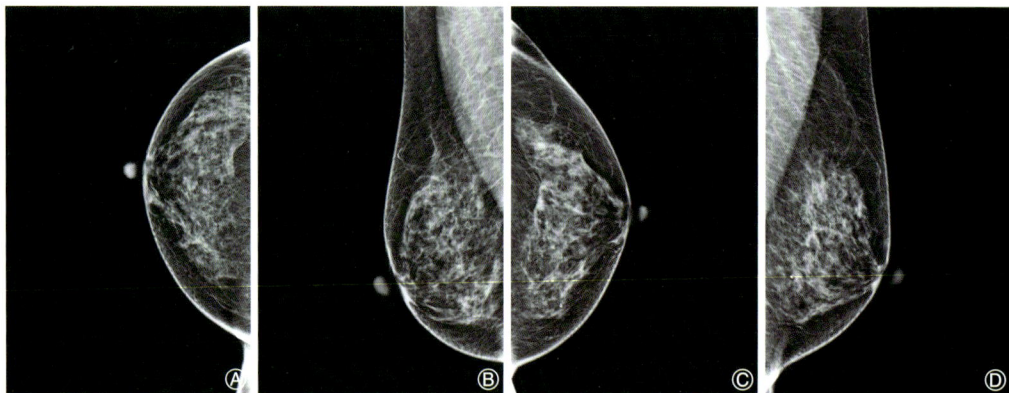

A. 右乳 X 线内外侧斜位；B. 右乳 X 线头尾位；C. 左乳 X 线头尾位；D. 左乳 X 线内外侧斜位。
双乳腺体对称分布，呈团片状、结节状高密度影，边界欠清，双乳见少许小环形钙化，余双乳腺体
内未见明确异常钙化及占位影。

图 16-2-2　隐匿性乳腺癌 X 线图像

◆ 乳腺 MRI 检查

右侧腋下及内乳多发肿大淋巴结；两侧乳腺腺体未见明确占位（图 16-2-3）。

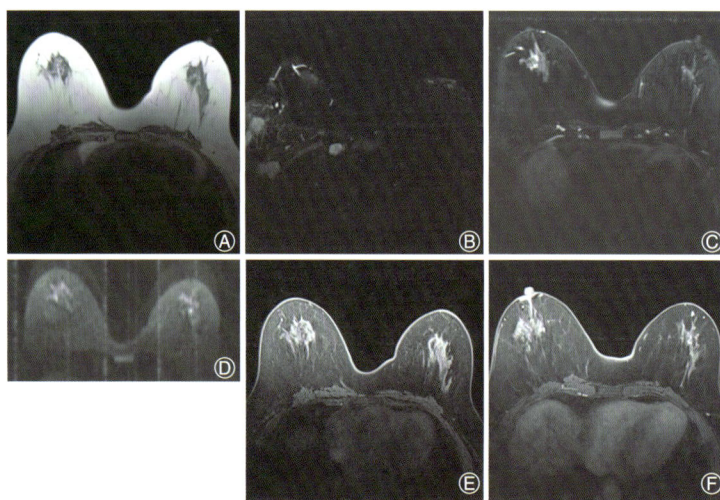

A. MRI 平扫 T_1WI；B、C. MRI 平扫 T_2WI；D. DWI 图，b 值 =1000；E.ADC 图； F. MRI 增强早期图。
右侧腋下及内乳见多发肿大淋巴结，大者为 10mm×12mm，增强后不均匀环形强化；双乳腺体未
见明确异常强化占位征象。

图 16-2-3　隐匿性乳腺癌 MRI 图像

◆ **乳腺 PET/CT 检查**

右侧腋下及内乳多发淋巴结转移；双乳未见明确 FDG 高代谢占位征象（图 16-2-4）。

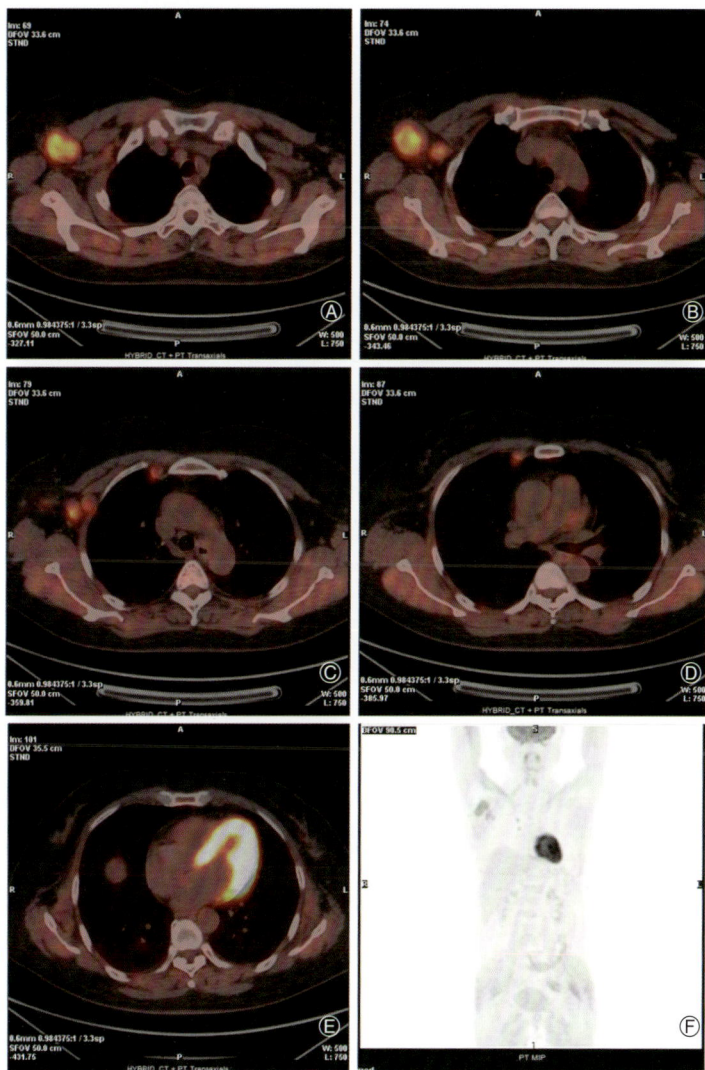

A ～ E. PET/CT 融合图像；F. PET MIP 图。右侧腋窝、右内乳淋巴链见多发肿大淋巴结，部分融合，较大者为 42mm×28mm，放射性摄取增高，$SUV_{max} = 6.91$；两侧乳腺腺体分布尚对称，未见明显占位及放射性摄取异常增高。

图 16-2-4　隐匿性乳腺癌 PET-CT 图像

◆ **病理诊断**

（右侧腋窝淋巴结）转移性癌（图 16-2-5）。免疫组化：ER（－），PR（－），

HER2 BC（3+），Ki-67（+40%），
GCDFP-15（－），E-Cadherin（+），
GATA-3（+），Mammaglobin（－），
CK(pan)（+）。

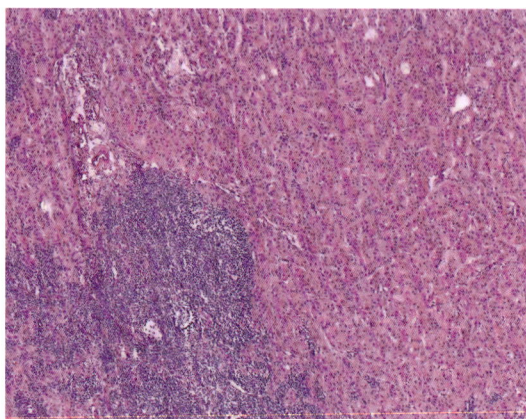

图 16-2-5　右侧腋窝淋巴结病理图像

◆ 病例解析

该患者为中年女性，无意中发现右侧腋窝肿块，首选超声检查，超声检查发现右侧腋下约 3cm 的肿块，内未见淋巴门样结构，无法确定是否为肿大淋巴结，乳腺未发现可疑病灶。遂行超声引导下淋巴结穿刺活检，明确为转移性癌，并且结合免疫组化及镜下形态均符合腺癌的表现，免疫组化不具有特征性，但 HER2 BC 高表达，高度怀疑乳腺浸润性癌来源的可能。于是，行 X 线、MRI、PET/CT 检查均未发现乳腺的原发病灶，且全身其他部位均未发现可疑病灶，符合隐匿性乳腺癌的诊断。

参考文献

[1] Halsted WS. The results of radical operations for the cure of carcinoma of the breast[J]. Ann Surg, 1907, 46(1): 1-19.

[2] 王蕊，王成燕，刘贤英，等 . 超声引导下腋窝肿大淋巴结穿刺在诊断隐匿性乳腺癌中的应用 [J]. 中国妇幼保健，2014，29(36): 2.

[3] 刘文新，许云飞，朱彦，等 . 3.0T 高场磁共振动态增强联合钼靶对隐匿性乳腺癌的诊断价值研究 [J]. 现代医药卫生，2012，28（15）：2.

[4] 张俊杰，杨晓棠，杜笑松，等 . 隐匿性乳腺癌的 MRI 表现及临床病理特征 [J]. 中华肿瘤杂志，2018，40（1）：6.

[5] Arponen O, Masarwah A, Sutela A, et al. Incidentally detected enhancing lesions found in breast MRI: analysis of apparent diffusion coefficient and T2 signal intensity significantly improves specificity[J]. Eur Radiol, 2016, 26(12): 1-10.

[6] 马妍 . ^{18}F-FDG PET/CT 在转移瘤寻找原发病灶中临床价值研究 [D]. 天津：天津医科大学，2008.

[7] 蒋莉，田廷伦，钟晓蓉，等 . 单中心 25 例隐匿性乳腺癌的临床病理特征及预后分析 [J]. 肿瘤预防与治疗，2017，30（3）：186-190.

[8] 朱海燕，戴敏，刘春桂 . Ⅱ／Ⅲ期隐匿性乳腺癌治疗方式与预后评估——基于 SEER 数据库的研究 [J]. 实用肿瘤杂志，2020，35（2）：166-172.

[9] 杨雪，王靖，张业繁，等 . 隐匿性乳腺癌的治疗选择及预后因素分析 [J]. 中国肿瘤临床，2015，42（10）：509-512.

[10] 郭仲甫，翟志伟，李文倩，等 . 隐匿性乳腺癌的研究进展 [J]. 现代肿瘤医学，2018，26（9）：1473-1476.